Beate Helm

Bach-Blüten und
kalifornische Blüten von A-Z

Kompendium

Satya-Verlag

Haftungsausschluss

ISBN 10: 3-944013-52-2
ISBN-13: 978-3-944013-52-7

DANK

Mein Dank gilt Dr. Edward Bach für die Fähigkeit, seine hohe Sensibilität für die Seelenzustände des Menschen und die korrespondierenden Pflanzen in diese einfache und doch so wirkungsvolle Heilmethode zum Nutzen vieler Menschen auf der ganzen Welt umgesetzt zu haben. Dank möchte ich auch Patricia Kaminski und Richard Katz sagen für ihre ebenso feinfühlige Forschungsarbeit, die zur Entdeckung und Entwicklung der Kalifornischen Blütenessenzen führte, die in ausgeprägter und differenzierter Weise auf die Anforderungen und Bewusstseinsprozesse der heutigen Zeit eingehen.

Dankbar bin ich auch Mechthild Scheffer für ihr Grundlagenwerk zu den Bach-Blüten, von dem ich viel profitiert habe, und Wolf-Dieter Storl für seine Ausführungen zu den Bach-Pflanzen.

Danken möchte ich auch dem Aquamarin Verlag für die Umsetzung des „Bach-Blüten-Orakels" und des Buches „Die Heilkräfte der kalifornischen Blütenessenzen".

Besonders danke ich meinen Eltern Karl und Irene und meinen Geschwistern Uwe und Claudia, die auf meinem sehr unkonventionellen Lebensweg immer fest an meiner Seite standen.

BACH- UND KALIFORNISCHE BLÜTEN VON A-Z

AGRIMONY
Kleiner Odermennig (Agrimonia eupatoria) Bach-Blüte (BB)

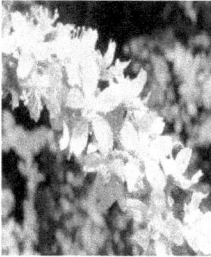

Thema: Harmonie und Freundlichkeit

Lichtseite: Fähigkeit, für Ausgleich, Gerechtigkeit, Harmonie und Frieden zu sorgen.

Schattenseite: Aufgesetzte Freundlichkeit und Fröhlichkeit. Mit seinem Lächeln seine wirklichen Gefühle und negative Stimmungen übertünchen.

Vision und Lernaufgabe: Mut zur Konfrontation mit sich selbst und anderen. Sich mit seiner verdrängten Schattenseite befassen, sie integrieren und sich aus dieser Ganzheit heraus authentisch für Harmonie und Win-Win-Lösungen einsetzen.

ALOE VERA
Aloe vera   Kalifornische Blüte (KB)

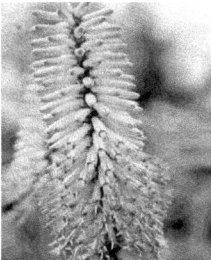

Thema: Regeneration

Lichtseite: Hoher Energiepegel für den kreativen Selbstausdruck. Hohes Maß an Leistungsfähigkeit und Vitalität.

Schattenseite: Völlige Verausgabung ohne Pausen. Tendenz zum Workaholismus und Burnout-Syndrom.

Vision und Lernaufgabe: Gleichgewicht zwischen dem engagierten Einsatz seiner hohen schöpferischen Kräfte und regelmäßigen Zeiten der Entspannung.

ALPINE LILY
Kleine Gebirgslilie (Lilium parvum) KB

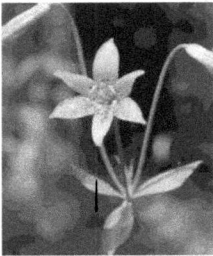

Thema: Weiblichkeit

Lichtseite: In tiefem Kontakt mit seinem weiblichen Körper sein.

Schattenseite: Innere Spannung zwischen Spiritualität/weiblichen Idealen und dem weiblichen Körper.

Vision und Lernaufgabe: Alle Facetten der Weiblichkeit entfalten und leben.

ANGEL'S TRUMPET
Engelstrompete (Datura candida) (KB)

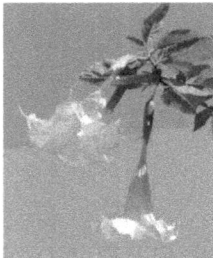

Thema: Loslassen bei tiefen Veränderungen

Lichtseite: Bereitschaft, sich in Phasen intensiver Wandlungsprozesse an eine höhere Kraft hinzugeben.

Schattenseite: Widerstände gegen tiefgehende Veränderungen, letztendlich gegen den Tod entweder des Egos/Selbstbilds oder auf der physischen Ebene.

Vision: Jeden Tod als Ausgangspunkt und Voraussetzung für eine Wiedergeburt, eine neue Form des Lebens erkennen und annehmen.

ANGELICA
Engelwurz (Angelica archangelica) (KB)

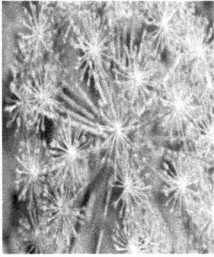

Thema: Hilfe aus der geistigen Welt

Lichtseite: Sich der Unterstützung aus der geistigen Welt gewiss sein.

Schattenseite: Bewusste oder unbewusste Abkehr von Engeln und anderen geistigen Helfern. Sich in schwierigen Zeiten auf sich selbst gestellt und verlassen fühlen.

Vision und Lernaufgabe: In Kontakt mit der geistigen Welt stehen und dadurch gehalten und geführt schwere Zeiten zuversichtlich überstehen können.

ARNICA
Behaarte Arnika (Arnica mollis) (KB)

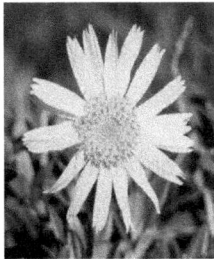

Thema: Trauma

Lichtseite: Fähigkeit zur Wiederherstellung der inneren Ganzheit nach traumatischen Erfahrungen.

Schattenseite: In der durch Schocks verletzten Geist-Seele-Körper-Einheit erstarrt sein.

Vision und Lernaufgabe: Hohe Regenerationskraft nach Traumata. Krisenfestigkeit. Der Fels in der Brandung.

ASPEN
Zitterpappel, Espe (Populus tremula) (BB)

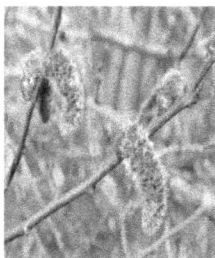

Thema: Furchtlosigkeit

Lichtseite: Zuversicht, Vertrauen, Sensitivität.

Schattenseite: Dünnhäutigkeit, unerklärliche Überängstlichkeit, Überempfindlichkeit.

Vision und Lernaufgabe: Seine Sensibilität schützen, bewusst kanalisieren und sich in einer größeren Einheit geborgen fühlen, was die Angst nimmt.

B

BABY BLUE EYES
Hainblume (Nemophila menziesii) (KB)

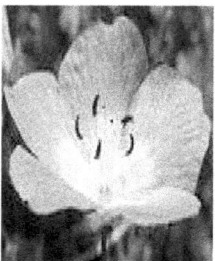

Thema: Kinderaugen

Lichtseite: Die schöne Seite des Lebens sehen und annehmen können.

Schattenseite: Misstrauen und Abwehrhaltung aufgrund negativer Kindheitserfahrungen, besonders mit der Vaterfigur.

Vision und Lernaufgabe: Die Wunden aus der Kindheit, die von männlichen Autoritätspersonen geschlagen wurden, sehen, aushalten, damit Frieden schließen und sie damit hinter sich lassen können. Die Augen für das Schöne im Leben öffnen.

BASIL
Basilikum (Ocimum basilicum) (KB)

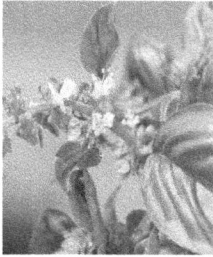

Thema: Sexualität und Spiritualität

Lichtseite: Fähigkeit, seine Sexualität mit Herzenswärme zu verbinden und sie zu einer (auch) spirituellen Erfahrung zu machen.

Schattenseite: Abwertung und Abwehr der Sexualität als nicht spirituelle Energie.

Vision und Lernaufgabe: Im Spagat und stiller Ekstase sein zwischen seiner sexuellen Urkraft und der Spiritualität. Wandlung der sexuellen Energie durch die Chakren nach oben und zur Erdung wieder zurück.

BEECH
Rotbuche (Fagus sylvatica) (BB)

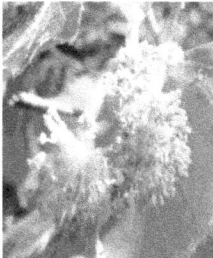

Thema: Toleranz

Lichtseite: Gutes Urteilsvermögen, Verständnis, Einfühlungsvermögen.

Schattenseite: Engstirnigkeit, Kritiksucht, Rechthaberei.

Vision und Lernaufgabe: Negative Erfahrungen verarbeiten, Projektionen erkennen und zurücknehmen, seine Urteilskraft konstruktiv einbringen, Toleranz gegenüber sich und anderen.

BLACK COHOSH
Traubensilberkerze (Cimicifuga racemosa) (KB)

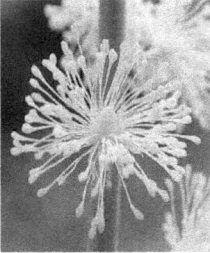

Thema: Dunkle Kräfte

Lichtseite: Hohes Energieniveau, Intensität, Wandlungskraft.

Schattenseite: (Selbst-)zerstörerischer Einsatz seiner machtvollen Energie.

Vision und Lernaufgabe: Seine hohen magischen und sexuellen Kräfte ins Licht bringen und bewusst für sich und andere für intensive Wandlungen einsetzen.

BLACK-EYED-SUSAN
Rauer Sonnenhut (Rudbeckia hirta) (KB)

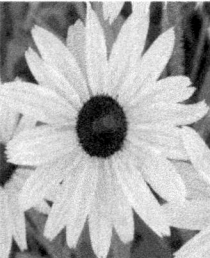

Thema: Verdrängte Gefühle und Traumata

Lichtseite: Fähigkeit, unterdrückte Emotionen und seelische Verletzungen ins Bewusstsein zu bringen und zu heilen.

Schattenseite: Unterdrückung negativer Gefühle aus Angst vor seiner Schattenseite und tief verborgenen emotionalen Wunden.

Vision und Lebensaufgabe: Wiederverbindung mit seiner dunklen (= unbewussten) Seite. Hinabsteigen in die inneren Katakomben und wieder aufsteigen als neu geborener Mensch mit großer Vitalität und dem Wissen um seinen inneren Reichtum.

BLACKBERRY
Brombeere (Rubus ursinus) (KB)

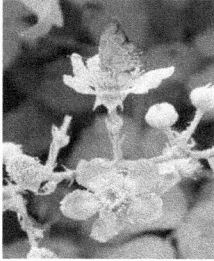

Thema: Verwirklichung der Gedanken

Lichtseite: Tatkraft, um seine Ideen zu realisieren.

Schattenseite: Überbetonung der geistigen Ebene. Verträumtheit.

Vision und Lernaufgabe: Seine Eingebungen und Ideen aktiv in die Tat umsetzen.

BLEEDING HEART
Schöne Herzblume (Dicentra formosa) (KB)

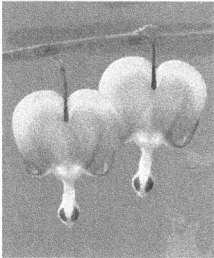

Thema: Liebe und Schmerz

Lichtseite: Fähigkeit, Abschied und Schmerz als zur Liebe gehörig anzunehmen, auszuhalten und zu verarbeiten.

Schattenseite: Verlustangst und Festhalten aufgrund unverarbeiteter schmerzhafter Erfahrungen in Beziehungen.

Vision und Lernaufgabe: Heilung von Verlusten und Enttäuschungen. Loslassen. Lieben, ohne zu fordern.

BORAGE
Borretsch (Borago officinalis) (KB)

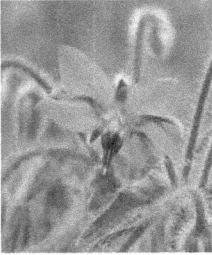

Thema: Seelische Regeneration

Lichtseite: Emotionale Stärke.

Schattenseite: Ausgelaugt sein nach emotional schwierigen Zeiten.

Vision und Lernaufgabe: Kraft und Überzeugung, um sich bei lang anhaltenden seelischen Schmerzen wieder aufzurichten und in seine ursprüngliche Stärke zu kommen.

BUTTERCUP
Hahnenfuß (Ranunculus occidentalis) (KB)

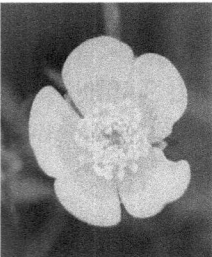

Thema: Selbstwertgefühl

Lichtseite: Echtes Selbstbewusstsein, unabhängig von der Bewertung anderer.

Schattenseite: Geprägt und erdrückt durch die hohen und konventionellen Ansprüche durch die Eltern und die Gesellschaft. Im Erwachsenenalter als Projektion des eigenen Mangels an Mut zur Selbstentfaltung.

Vision und Lernaufgabe: Seine besonderen Fähigkeiten, Qualitäten und Talente selbstbewusst und doch in aller Bescheidenheit umsetzen.

C

CALENDULA
Ringelblume (Calendula officinalis) (KB)

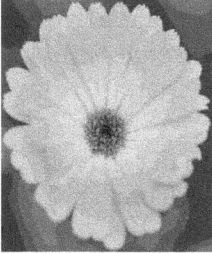

Thema: Kommunikation

Lichtseite: Offenheit für den Gesprächspartner auf allen Ebenen.

Schattenseite: Mangel an Rezeptivität für den tieferen Sinn der Worte.

Vision und Lernaufgabe: Entfaltung einer hohen Sensibilität und Aufnahmefähigkeit in der Kommunikation auch für das, was hinter den Worten steht. Heilende Fähigkeiten durch seine Worte entwickeln.

CALIFORNIA PITCHER PLANT
Kalifornische Schlauchpflanze (Darlingtonia californica) (KB)

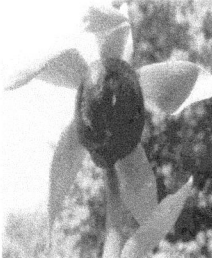

Thema: Instinkt

Lichtseite: In tiefer Verbindung mit seinen instinktiven Kräften.

Schattenseite: Abgespalten von seinem Instinkt aufgrund zu großer Kopflastigkeit oder Spiritualität.

Vision und Lernaufgabe: In tiefem Kontakt mit seinem Instinkt und gleichzeitig offen für geistige und spirituelle Energien sein.

CALIFORNIA POPPY
Goldmohn (Eschscholzia californica) (KB)

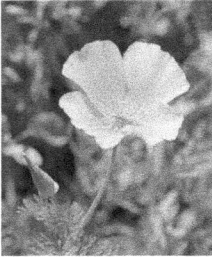

Thema: Innerer Reichtum

Lichtseite: Seiner einzigartigen Fähigkeiten und Qualitäten bewusst sein und darin seine Erfüllung finden.

Schattenseite: Sein Glück allein in der Außenwelt suchen. Verblendung durch äußere, spirituell erscheinende Erfahrungen.

Vision und Lernaufgabe: Glück und Erfüllung durch seinen inneren Goldschatz, der durch Offenheit für seine innere Stimme gehoben werden kann.

CALIFORNIA WILD ROSE
Kalifornische Heckenrose (Rosa californica) (KB)

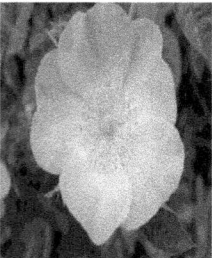

Thema: Lebensmut und Lebensfreude

Lichtseite: Sich ein angenehmes Leben zugestehen und es auch annehmen. Hingabe an das Leben mit allem, was dazugehört.

Schattenseite: Selbstaufgabe, Passivität, Apathie, dumpfe Gleichgültigkeit

Vision und Lernaufgabe: In seiner Kraft und Vitalität sein und das Interesse an der Vielgestaltigkeit des Lebens auch in dunklen Lebensphasen bewahren oder immer wieder herstellen können. Hier und jetzt leben.

CALLA LILIY
Calla (Zantedeschia aethiopica) (KB)

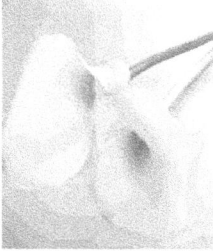

Thema: Geschlecht

Lichtseite: In Einklang mit seiner Weiblichkeit bzw. Männlichkeit sein und sie leben.

Schattenseite: Sich nicht mit seinem Geschlecht identifizieren können. Kampf und Abwehr dagegen.

Vision und Lernaufgabe: Innere Hochzeit zwischen männlicher und weiblicher Seite. In Aussöhnung mit seinem Geschlecht kommen und es individuell leben.

CANYON DUDLEYA
Dudleya (Dudleya cymosa) (KB)

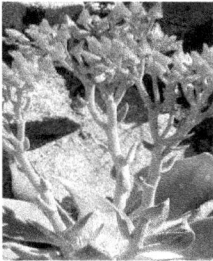

Thema: Echte Spiritualität

Lichtseite: Mediale und meditative Persönlichkeit.

Schattenseite: Auf der Suche nach ganz besonderen, exaltierten spirituellen Erfahrungen.

Vision und Lernaufgabe: Eins mit der Quelle des Ganzen. Aus dem damit verbundenen stillen Glück den Alltag gestalten und bewältigen.

CAYENNE
Chilipfeffer (Capsicum annuum) (KB)

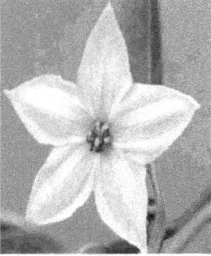

Thema: Feuer und Dynamik für Veränderungen

Lichtseite: Mut und Entschlossenheit, um aus Routine und überholten Sicherheiten auszubrechen und Neues zu wagen.

Schattenseite: Passivität. Hohes Trägheitsmoment. In gewohnten Verhaltensmustern feststecken.

Vision und Lernaufgabe: Im Spagat zwischen seinem Sicherheitsbedürfnis und der Offenheit für Bewegung und Veränderung leben.

CENTAURY
Tausendgüldenkraut (Centaurium erythraea) (BB)

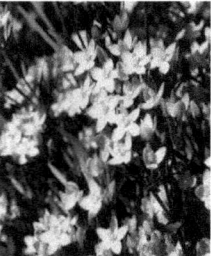

Thema: Eigenwille und Selbstbestimmung

Lichtseite: Seine Persönlichkeit unter Wahrung seiner Individualität bewusst in den Dienst einer Sache stellen.

Schattenseite: Selbstaufgabe, latente Unterwürfigkeit, schwacher Eigenwille.

Vision und Lernaufgabe: Seine Persönlichkeit entfalten und einbringen. Dabei Grenzen aufzeigen, bei sich bleiben und seine Interessen durchsetzen.

CERATO
Chinesische Bleiwurz, chin. Hornkraut (Ceratostigma willmottiana) (BB)

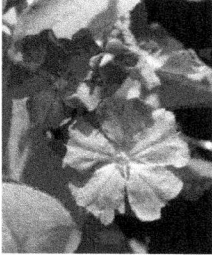

Thema: Intuition und Inspiration

Lichtseite: In Kontakt zu seiner inneren Stimme sein und die Bereitschaft, ihr zu folgen.

Schattenseite: Überbetonung des Intellekts. Starke Außenorientierung aufgrund mangelnder Verbindung zu seinem Höheren Selbst.

Vision und Lernaufgabe: Geistige Leere und Aufnahmefähigkeit für seine Intuition herstellen und seine Entscheidungen daran ausrichten.

CHAMOMILE
Kamille (Matricaria recutita) (KB)

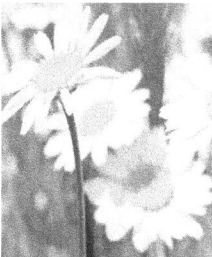

Thema: Emotionale Ausgeglichenheit

Lichtseite: Gelassenheit im Gefühlsbereich.

Schattenseite: Seinen wechselhaften Gefühlen ausgeliefert sein. Angespannter bis verkrampfter Solarplexus/Magen. Gefesselt in emotionalem Stress.

Vision und Lernaufgabe: Auch in den Stürmen des Lebens schnell wieder zu seiner emotionalen, inneren Ruhe finden und diese seelisch wärmend ausstrahlen.

CHAPARRAL
Kreosotenbusch (Larrea tridentata) (KB)

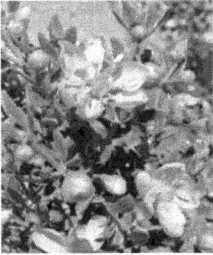

Thema: Tiefgehende Reinigung

Lichtseite: Fähigkeit zur seelischen inneren Reinigung, besonders durch Träume.

Schattenseite: Übermäßiger seelischer „Müll" im Unterbewusstsein aufgrund starker negativer Eindrücke und Erfahrungen, die nicht verarbeitet werden konnten.

Vision und Lernaufgabe: Durchlässigkeit für die Schwemme an negativen Informationen und Bildern der heutigen Zeit. Reflektierter, bewusster Umgang mit belastenden seelischen Erfahrungen und ihre Verarbeitung.

CHERRY PLUM
Kirschpflaume (Prunus cerasifera) (BB)

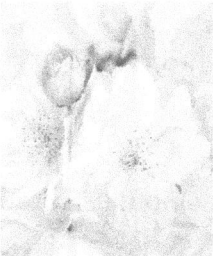

Thema: Loslassen

Lichtseite: Anschluss an sein Unbewusstes mit allem, was sich dort findet, Licht und Schatten.

Schattenseite: Durch die Abkehr von der inneren Wildheit und das Aussortieren und Verdrängen der Kräfte, die die Kontrolle aufheben, wie Sex und intensive Gefühle, unter starker innerer Spannung stehen. Angst, verrückt zu werden.

Vision und Lernaufgabe: Den Mut entwickeln, in die innere Finsternis hinabzusteigen und sich mit seinen Verdrängungen wieder zu verbinden und sie in sein Bewusstsein zu reintegrieren.

CHESTNUT BUD
Knospe der Rosskastanie (Aesculus hippocastanum) (BB)

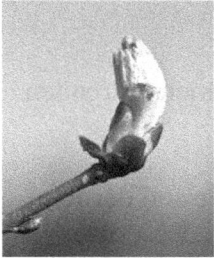

Thema: Lernfähigkeit

Lichtseite: Fähigkeit zu bewusster Wahrnehmung, Reflexion und Verarbeitung der Lebensereignisse.

Schattenseite: Wiederholung immer der gleichen Fehler und Versäumnisse aufgrund der Weigerung, sich mit deren Ursachen auseinanderzusetzen.

Vision und Lernaufgabe: Bei seinen Misserfolgen, besonders wenn sie sich ständig wiederholen, das Lebenstempo herausnehmen, anhalten, die Hintergründe analysieren und entsprechend neue Wege einschlagen.

CHICORY
Wegwarte (Cichorium intybus) (BB)

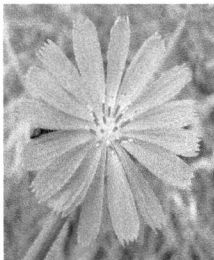

Thema: Selbstlose, bedingungslose Liebe

Lichtseite: Hohes Maß an Liebe, die gegeben wird, ohne zu fordern und etwas zurück zu erwarten.

Schattenseite: Besitzergreifende, erdrückende Liebe.

Vision und Lernaufgabe: Sein Herz öffnen und seine Liebe absichtslos verschenken.

CHRYSANTHEMUM
Chrysantheme (Chrysanthemum morifolium) (KB)

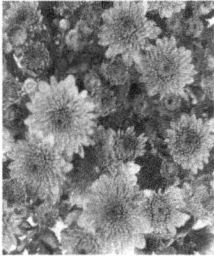

Thema: Vergänglichkeit

Lichtseite: In Einheit mit der immerwährenden geistigen Welt.

Schattenseite: Verlustängste aufgrund der Identifikation mit seinem Körper und der Vorstellung, dass das Leben mit dem physischen Tod zu Ende ist.

Vision und Lernaufgabe: Das jetzige Leben als Manifestation der ewigen Seelenkraft, den Tod als Wiedergeburt in das rein geistige Dasein erkennen.

CLEMATIS
Weiße Waldrebe (Clematis vitalba) (BB)

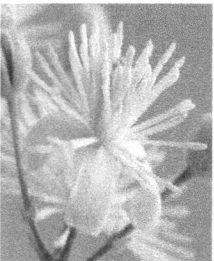

Thema: Kreativer Idealismus

Lichtseite: Umsetzung seiner reichen Phantasie und Schöpferkraft.

Schattenseite: Verträumtheit, Geistesabwesenheit, Zerstreutheit.

Vision und Lernaufgabe: Das Schöne an der praktischen Verwirklichung seiner Träume, Phantasiekraft und Kreativität für sich oder im Beruf kennenlernen und immer mehr darin aufgehen.

CORN
Mais (Zea mays) (KB)

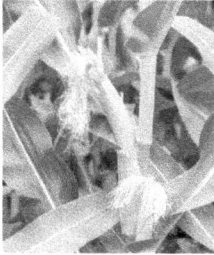

Thema: Erdung

Lichtseite: Fest in diesem Leben und auf der Erde verwurzelt sein.

Schattenseite: Aufgrund hoher Sensibilität und zu vieler Eindrücke aus dem Umfeld verwirrt und ohne Bodenhaftung sein.

Vision und Lernaufgabe: Trotz hoher Empfänglichkeit, dem Einfluss von Menschenmengen und zu viel Technik in tiefer Verbindung mit der nährenden Erde sein.

COSMOS
Schmuckkörbchen, Kosmea (Cosmos bipinnatus) (KB)

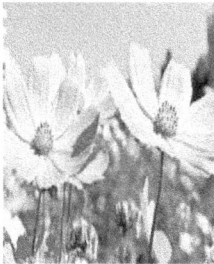

Thema: Sprachlicher Ausdruck

Lichtseite: Eine klare, sortierte und begreifliche Sprache sprechen.

Schattenseite: Zu viele Ideen und Gedanken, die nicht verständlich formuliert werden können.

Vision und Lernaufgabe: In Verbindung mit seiner Intuition und seinem innersten Kern sein und aus dieser Quelle heraus klar kommunizieren.

CRAB APPLE
Holzapfel (Malus pumila) (BB)

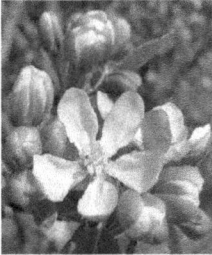

Thema: Reinheit

Lichtseite: Liebevolle und großzügige Akzeptanz seiner Schwächen und Makel.

Schattenseite: Reinigungsfanatismus, Vollkommenheitszwang. Gefühl der inneren Beschmutzung und Unreinheit.

Vision und Lernaufgabe: Loslassen seines Reinigungszwangs. Lust entwickeln an seinen dunklen Seiten und Gedanken und sie integrieren. Den Reichtum durch diese wertfreie Integration in sich wahrnehmen und genießen.

D

DANDELION
Löwenzahn (Taraxum officinale) (KB)

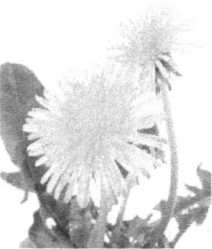

Thema: Loslassen muskulärer Verspannungen

Lichtseite: Hoher Energiepegel und ausgeprägte Leistungsfähigkeit.

Schattenseite: Unterdrücken von gefühlsmäßigen oder stressbedingten Spannungen mit der Folge von Verspannungen, vor allem der Muskeln. Ein Leben in Dauerdruck und Dauerstress.

Vision und Lernaufgabe: Gleichgewicht zwischen konstruktivem, effektivem Einsatz seiner Willenskraft mit entspannenden Ruhephasen.

DEERBRUSH
Säckelblume (Ceanothus integerrimus) (KB)

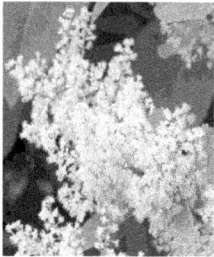

Thema: Reinheit des Herzens

Lichtseite: Agieren und Reagieren aus dem Herzen heraus.

Schattenseite: Die Handlungen basieren auf Impulsen der unteren Chakren.

Vision und Lernaufgabe: Fähigkeit zur Öffnung und Reinigung des Herzchakras. Liebe ist die wesentliche Motivation für seine Art, zu leben.

DILL
Dill (Anethum graveolens) (KB)

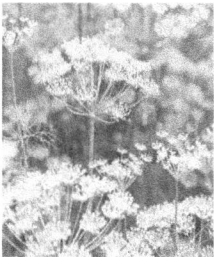

Thema: Überlastung durch Außenreize

Lichtseite: Fähigkeit zur Aussortierung und Abwehr von unwesentlichen oder schädlichen Einflüssen.

Schattenseite: Überreizte Sinne durch Dauerstimulation durch zu viele Außeneindrücke.

Vision und Lernaufgabe: Seine Sinne zur Wahrnehmung des Umfelds einsetzen und dabei zwischen schädlichen und nährenden Einflüssen unterscheiden.

DOGWOOD
Blüten-Hartriegel (Cornus nuttallii) (KB)

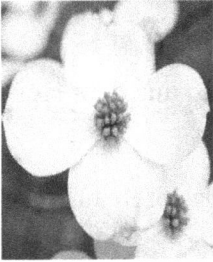

Thema: Heilung der Gefühlswelt

Lichtseite: Elternliebe annehmen, wie sie auch ausgesehen haben mag. In Aussöhnung mit den seelischen Verletzungen sein, sich emotional selbst nähren können.

Schattenseite: Emotionale Schocks und schlechte Erfahrungen. Das Herz zum Schutz verschließen.

Vision und Lernaufgabe: Bewusster Abschied von den gefühlsmäßigen Verletzungen und Offenheit für neue emotionale Erfahrungen.

E

EASTER LILY
Madonnenlilie (Lilium longiflorum) (KB)

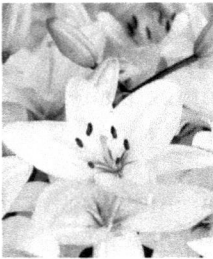

Thema: Sexualität - Heilige und Hure

Lichtseite: Frei und ungehemmt seinen hohen Pegel an Sexual- und Triebkräften leben.

Schattenseite: Seine Sexualität verdrängen und ggf. verdammen aufgrund von Angst und Aversion gegen körperliche und seelische Verschmutzung. Oder: oberflächliche Kurzbeziehungen und One-Night-Stands, um die Intensität von Sex zu vermeiden.

Vision und Lernaufgabe: Seine mächtigen Sexualkräfte spüren, annehmen und integrieren. Heilige und Hure in sich vereinen.

ECHINACEA
Roter Sonnenhut (Echinacea purpurea) (KB)

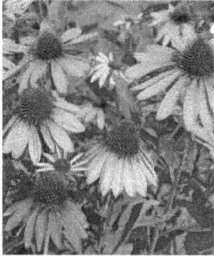

Thema: Abwehrkräfte in schwierigen persönlichen und kollektiven Situationen

Lichtseite: Fähigkeit, in extrem belastenden und destruktiven Situationen seine Würde zu wahren.

Schattenseite: Gefühl der Ohnmacht und Wehrlosigkeit gegenüber inneren und äußeren zerstörerischen Kräften.

Vision und Lernaufgabe: Heilung zulassen. Seinen innersten, unversehrbaren Kern spüren und Wege finden, sich gegen weitere tiefgreifende Verletzungen zu wehren und zu schützen.

ELM
Englische Ulme (Ulmus procera) (BB)

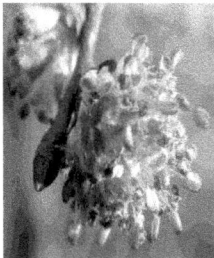

Thema: Leistungsfähigkeit

Lichtseite: Selbstsicherheit, Fleiß, Tüchtigkeit, Zuverlässigkeit.

Schattenseite: Gefühl, seinen Bergen an Aufgaben und Arbeit nicht mehr gewachsen zu sein.

Vision und Lernaufgabe: Auch als sehr energievoller und arbeitsfähiger Mensch erkennen, dass man ab und zu eine Verschnaufpause braucht, und sich diese zugestehen.

EVENING PRIMROSE
Nachtkerze (Oenothera hookeri) (KB)

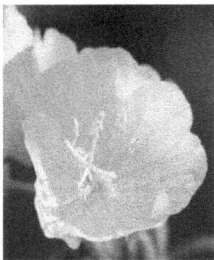

Thema: Wiedererwachen der Gefühlswelt

Lichtseite: Verantwortungsbewusste, reife und zuverlässige emotionale Verbindungen eingehen.

Schattenseite: Unverarbeitete emotionale Wunden aus der Zeit im Mutterleib und im Säuglingsalter. Ängste und innere Härte entwickeln, um sich vor weiteren seelischen Verletzungen zu schützen.

Vision und Lernaufgabe: Die frühen Verletzungen hinter sich lassen, für die bisherigen Schutzmechanismen dankbar sein und sie verabschieden. Mutter für sein inneres Kind sein und dadurch emotional erwachsen werden.

F

FAIRY LANTERN
Weiße Mormonentulpe (Calochortus albus) (KB)

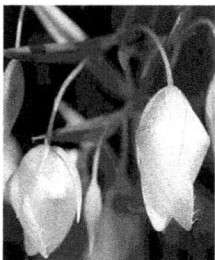

Thema: Erwachsen werden

Lichtseite: Verantwortung für sein Leben übernehmen. Sein inneres Kind bewusst wahrnehmen und versorgen.

Schattenseite: In kindlichem Verhalten verharren und nicht erwachsen werden wollen.

Vision und Lernaufgabe: Beiden Persönlichkeitsanteilen, dem erwachsenen und dem kindlichen Ich, gleich viel Raum und Bühne im Leben geben.

FAWN LILY
Zahnlilie (Erythronium purpurascens) (KB)

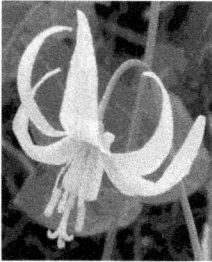

Thema: Angewandte Spiritualität

Lichtseite: Hohe spirituelle Entwicklung.

Schattenseite: Rückzug vor Kontakten. Selbst-isolation.

Vision und Lernaufgabe: Seine in der Meditation und dem inneren Entwicklungsprozess gewonnenen Fähigkeiten in der Welt einbringen und seinen Dienst tun.

FILAREE
Schierlings-Reiherschnabel (Erodium cicutarium) (KB)

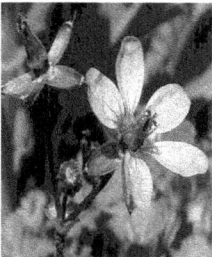

Thema: Gesamtschau

Lichtseite: Fähigkeit zu perfekter Detailarbeit.

Schattenseite: Fixierung auf die Einzelheiten und Kleinigkeiten des Alltags.

Vision und Lernaufgabe: Den Fokus auf Details richten und dabei die Wahrnehmung der größeren Einheit bewahren.

FORGET-ME-NOT
Wald-Vergissmeinnicht (Myosotis sylvatica) (KB)

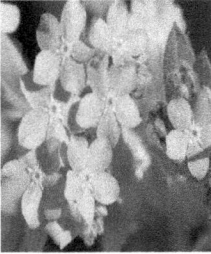

Thema: Kontakt zu Verstorbenen

Lichtseite: Fähigkeit, eine Verbindung zur Seele von verstorbenen Menschen zu haben.

Schattenseite: Nur den physischen Körper als menschliche Realität wahrnehmen und den Tod als dessen absolutes Ende.

Vision und Lernaufgabe: Geistige Verbindung zu seinen Ahnen und anderen geliebten Personen herstellen und auch noch nach deren Tod mit der Quelle ihrer Kraft und Liebe in Kontakt sein.

FUCHSIA
Fuchsie (Fuchsia magellanica) (KB)

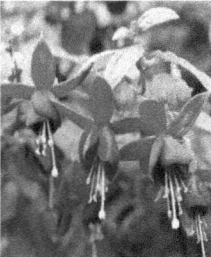

Thema: Authentischer Ausdruck von Gefühlen

Lichtseite: Gefühlsintensität und –totalität.

Schattenseite: Angst vor tiefen, vor allem negativen Gefühlen. Angst vor Kontrollverlust aus diesen Gefühlen heraus. Seine Gefühle vor sich und anderen verbergen.

Vision und Lernaufgabe: Mut, seine starken Gefühle zu spüren, sie auszudrücken und durch seine Gefühlsintensität ganz zu werden.

G

GARLIC
Knoblauch (Allium sativum) (KB)

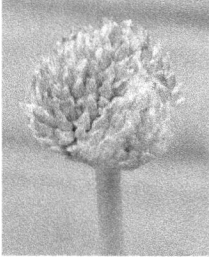

Thema: Abwehrkräfte und Sicherheitsgefühl

Lichtseite: Energetische Offenheit und Aufnahmefähigkeit.

Schattenseite: Schwache Abwehrkräfte aufgrund von Ängsten und Unsicherheit. Angstbedingte Verspannungen im Solarplexus-Chakra.

Vision und Lernaufgabe: Entwicklung von energetischem Schutz. Dadurch die Möglichkeit, seine Feinfühligkeit für sich und die Welt einzusetzen.

GENTIAN
Herbstenzian (Gentiana amarella) (BB)

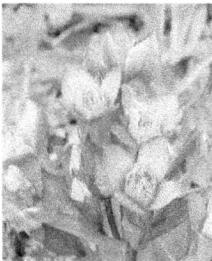

Thema: Glaube und Vertrauen

Lichtseite: Das Glas halb voll sehen; in schwierigen Situationen auf den Sinn und das Wohlwollen des Lebens vertrauen und an einen guten Ausgang glauben.

Schattenseite: Pessimismus, Zweifel, leicht entmutigt.

Vision und Lernaufgabe: Konflikte und Misserfolge als zum Leben dazugehörig erkennen und annehmen und in diesen Situationen mit Selbstüberzeugung und in Vertrauen darauf, dass die richtigen Eingebungen und Ideen zum richtigen Zeitpunkt kommen werden, an die Lösbarkeit der Probleme und an den Sinn der Ereignisse glauben.

GOLDEN EAR DROPS
Goldgelbe Herzblume (Dicentra chrysantha) (KB)

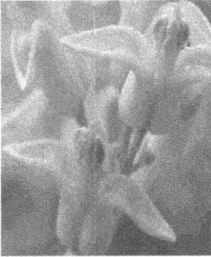

Thema: Verarbeitung von schwierigen Erfahrungen in der frühen Kindheit

Lichtseite: In Frieden mit schmerzhaften Kindheitserfahrungen sein.

Schattenseite: Verdrängte, bedrückende Erlebnisse als Kind, die das Erwachsenenalter noch sehr bestimmen.

Vision und Lernaufgabe: Das Aushalten und die Verarbeitung der Kindheitserlebnisse als inneres Fundament für ein selbstverantwortetes Leben erfahren, in dem Zeiten des Alleinseins nicht als Einsamkeit, sondern als Stärkung und Stabilisierung gelebt werden.

GOLDEN YARROW
Spierstauden-Schafgarbe (Achillea filipendulina) (KB)

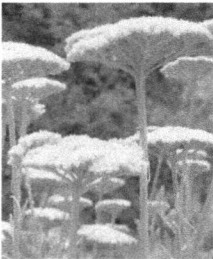

Thema: Schutz bei empfindsamer Kreativität

Lichtseite: Hohes Potenzial an Kreativität und künstlerischem Ausdruck.

Schattenseite: Rückzug bis zur Selbstisolation wegen der großen Verletzlichkeit in Bezug auf seine kreativen Werke.

Vision und Lernaufgabe: Fähigkeit, sich energetisch zu schützen und zu festigen. Dadurch nicht mehr so beeindruckbar durch Außeneinflüsse und freier während seiner künstlerischen Arbeit sein.

GOLDENROD
Goldrute (Solidago californica) (KB)

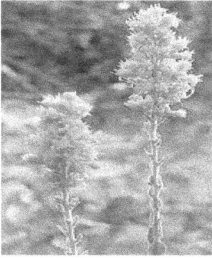

Thema: Echte Selbstdarstellung

Lichtseite: Authentische Selbstentfaltung und Präsentation seiner Persönlichkeit.

Schattenseite: Unsicherheit und Unbewusstheit über seine wahre Natur. Bedürfnis nach Anerkennung durch die Außenwelt.

Vision und Lernaufgabe: Seine Einzigartigkeit erfassen und entwickeln. Sie als Grundlage nehmen, um sich nach außen zu zeigen und seinem Wesen gemäß zu engagieren.

GORSE
Stechginster (Ulex europaeus) (BB)

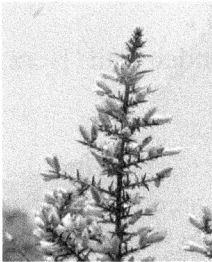

Thema: Hoffnung

Lichtseite: Auch in dunklen Lebensstunden die Hoffnung auf Besserung bewahren können.

Schattenseite: Resignation, Verzweiflung, Depression.

Vision und Lernaufgabe: In chronischen Zuständen der Resignation den Blick nach vorne wenden, sich wieder aufrichten und für Veränderung einsetzen.

HEATHER
Schottisches Heidekraut (Calluna vulgaris) (BB)

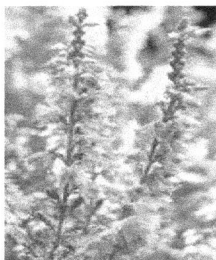

Thema: Einfühlungsvermögen

Lichtseite: In sich ruhen, Interesse am Umfeld zeigen, ein guter Zuhörer sein.

Schattenseite: Starke Selbstbezogenheit, übermäßiges Selbstdarstellungsbedürfnis.

Vision und Lernaufgabe: Sich seiner Identität bewusst und sicher sein und aus dieser Mitte heraus anderen offen, aufnahmefähig und verständnisvoll begegnen.

HIBISCUS
Rosenhibiscus (Hibiscus rosa-sinensis) (KB)

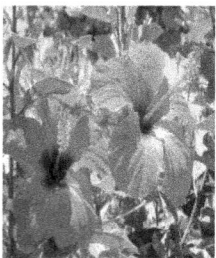

Thema: Die weibliche Seite der Sexualität

Lichtseite: Sexualität ist verbunden mit Herz, Liebe und seelischer Nähe.

Schattenseite: Bei der Frau: Abkehr von der weiblichen Seite der Sexualität wegen seelischer Verletzung oder körperlichem Missbrauch beim Sex. Beim Mann: Reduktion auf den männlichen Anteil der Sexualität (rauf, rein, runter).

Vision und Lernaufgabe: Verarbeitung der seelischen Traumata beim Sex. Öffnung für die weiche, seelische Seite der Sexualität.

HOLLY
Stechpalme (Ilex aquifolium) (BB)

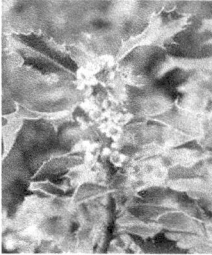

Thema: Die Macht der Liebe

Lichtseite: Tiefes Vertrauen und Offenheit für die reinigende, göttliche Liebe.

Schattenseite: Hass, Wut, Aggression, Eifersucht, Neid, Misstrauen.

Vision und Lernaufgabe: Reinigung von einem Übermaß an negativen Emotionen durch Aktivierung und Stärkung des Herz- und Kronenchakras.

HONEYSUCKLE
Geißblatt, Jelängerjelieber (Lonicera caprifolium) (BB)

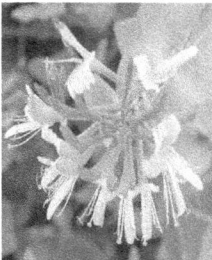

Thema: Vergangenheit

Lichtseite: Mit der ganzen Aufmerksamkeit im Hier und Jetzt leben.

Schattenseite: In alten Zeiten und Erinnerungen gefangen sein. Heimweh. Wehmut.

Vision und Lernaufgabe: Die Vergangenheit dankbar würdigen, daraus lernen und das Schöne davon in seinem Herzen bewahren. Ansonsten mit seiner Energie in der Gegenwart sein.

HORNBEAM
Hainbuche, Weißbuche (Carpinus betulus) (BB)

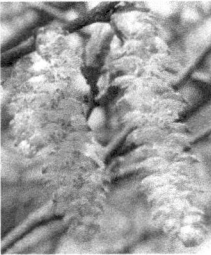

Thema: Mentale Frische

Lichtseite: Geistige Wachheit, Kreativität und Spontaneität. Hohe geistige Leistungsfähigkeit.

Schattenseite: Geistige Erschöpfung durch zu viel und ausschließliche geistige Beschäftigung oder durch langjährige geistige Routinetätigkeiten.

Vision und Lernaufgabe: Seine geistige Spannkraft bewahren, indem genügend Ausgleich zur mentalen Tätigkeit auf körperlicher und seelischer Ebene stattfindet. Abwechslung in sein Leben einladen und zulassen.

HOUND'S TONGUE
Hundszunge (Cynoglossum grande) (KB)

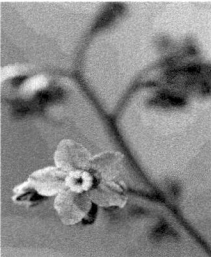

Thema: Materialismus und Spiritualität

Lichtseite: Fester Stand in der materiellen Welt.

Schattenseite: Fixierung und Selbstreduktion auf die materielle, körperliche Ebene.

Vision und Lernaufgabe: Lustvolles Genießen der materiellen und körperlichen Annehmlichkeiten. Sie erweitern durch die emotionale, geistige und spirituelle Welt.

IMPATIENS
Drüsentragendes Springkraut (Impatiens glandulifera) (BB)

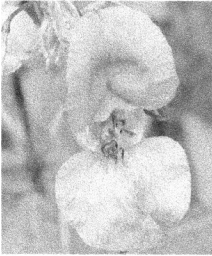

Thema: Geduld

Lichtseite: Überschäumende, unbändige Tatkraft, Schnelligkeit und Fähigkeit zur Innovation.

Schattenseite: Ungeduld und Reizbarkeit.

Vision und Lernaufgabe: Seinen hohen Pegel an Tatkraft und Dynamik in geplante Aktivitäten kanalisieren. Teamfähigkeit entwickeln.

INDIAN PAINTBRUSH
Indianischer Malerpinsel (Castilleja miniata) (KB)

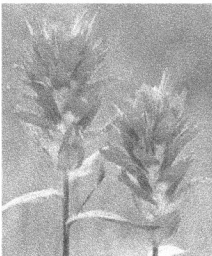

Thema: Schöpferkraft und Vitalität

Lichtseite: Fähigkeit, sich konkret kreativ auszudrücken.

Schattenseite: Mangel an Energie, um seine Kreativität umzusetzen.

Vision und Lernaufgabe: Offenheit für kreative und künstlerische Impulse und die Fähigkeit, diesen eine Form zu geben.

INDIAN PINK
Leimkraut (Silene californica) (KB)

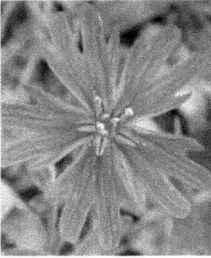

Thema: Zentriertheit

Lichtseite: Fähigkeit zu einem intensiven, sehr aktiven Leben. Dabei gut verankert in seiner Mitte.

Schattenseite: Durch zu vielseitige Aktivitäten und zu wenig Kontakt zur Erde aus seiner Mitte geworfen. Oder: Überempfindlich gegenüber Stress, Chaos und Außeneinflüsse.

Vision und Lernaufgabe: Viel Bewegung und Vielfalt in seinem Umfeld aushalten können, durchlässig dafür sein und in seiner Mitte bleiben.

IRIS
Schwertlilie (Iris douglasiana) (KB)

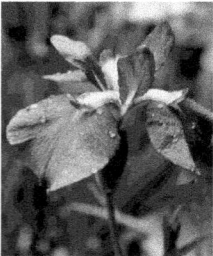

Thema: Inspiration für kreative Tätigkeiten

Lichtseite: Empfänglichkeit für Ideen, um schöpferisch aktiv sein zu können.

Schattenseite: Mangel an Selbstvertrauen in sein künstlerisches Potenzial. Selbstbegrenzung und Verschlossenheit gegenüber kreativen Impulsen.

Vision und Lernaufgabe: In Kontakt mit seiner Inspiration und der Kraft, diese kreativ auszudrücken.

L

LADY'S SLIPPER
Frauenschuh - (Cypripedium parviflorum und reginae) (KB)

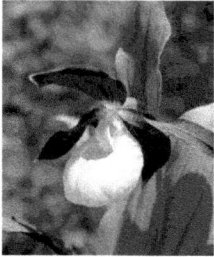

Thema: Erdung

Lichtseite: Verbindung der geistigen und spirituellen Kraft mit dem Körper und der Sexualität.

Schattenseite: Vergeistigt, keine Bodenhaftung; daher Mangel an Vitalität und Handlungsfähigkeit.

Vision und Lernaufgabe: Seine Visionen und Ideen mit den unteren Chakren verbinden und sie im Leben verwirklichen. Wiederbelebung durch die Aktivierung seiner sexuellen Kraft.

LARCH
Lärche (Latrix decidua) (BB)

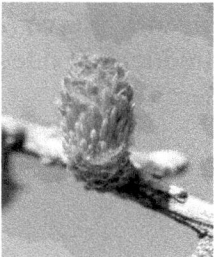

Thema: Selbstvertrauen und Mut

Lichtseite: Risikofreude und Selbstüberzeugung

Schattenseite: Unterlegenheitsgefühle, Versagensängste, selbstbeschränkendes Denken.

Vision und Lernaufgabe: Misserfolge als zum Leben dazugehörend verarbeiten und integrieren. Sein Selbstbild durch neue, mutige Unternehmungen und das Überschreiten geistig selbst gesetzter Schranken erweitern.

LARKSPUR
Rittersporn (Delphinium variegatum) (KB)

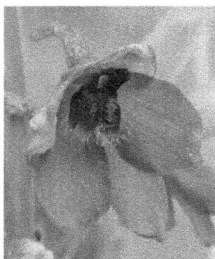

Thema: Führungsqualitäten

Lichtseite: Natürliche Autorität.

Schattenseite: Härte gegen sich selbst und andere. Bedürfnis nach Anerkennung um jeden Preis.

Vision und Lernaufgabe: Disziplin, Ausdauer und Aufrichtigkeit als Basis für das eigene Rückgrat und eine machtvolle, charismatische Führungstätigkeit entwickeln.

LAVENDER
Lavendel (Lavandula officinalis) (KB)

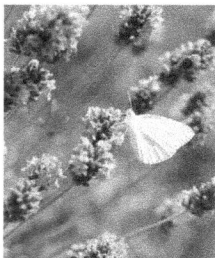

Thema: Gelöstheit und innere Ruhe

Lichtseite: Entspanntes meditatives Üben.

Schattenseite: Überbeanspruchung des Nervensystems aufgrund von Überempfindlichkeit oder Überforderung durch geistige Energien.

Vision und Lernaufgabe: Spiritualität, die sich natürlich entwickelt und in den Alltag integriert werden kann.

LOTUS
Lotusblume (Nelumbo nucifera) (KB)

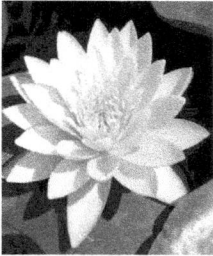

Thema: Spirituelle Öffnung mit Bodenhaftung

Lichtseite: Offenes Kronenchakra.

Schattenseite: Spiritueller Hochmut und Arroganz.

Vision und Lernaufgabe: Eine Brücke leben zwischen Kronen- und unterstem Chakra.

LOVE-LIES-BLEEDING
Amarant, Fuchsschwanz (Amaranthus caudatus) (KB)

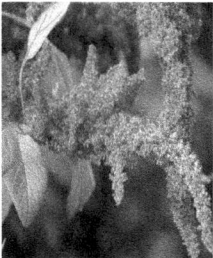

Thema: Umgang mit Leid und Krankheit

Lichtseite: Fähigkeit, den Sinn seines Leids für seine Persönlichkeit zu erkennen und ihn anzunehmen.

Schattenseite: Selbstisolation durch die alleinige Fixierung auf seine Krankheit und/oder sein seelisches Leid.

Vision und Lernaufgabe: Sein Leid annehmen und als Grundlage für seine Läuterung erkennen, für die Möglichkeit, mehr Mitgefühl seinem Umfeld entgegenzubringen.

M

MADIA
Madie (Madia elegans) (KB)

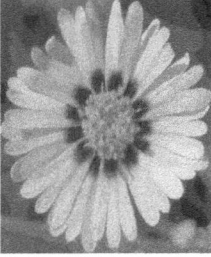

Thema: Konzentration

Lichtseite: Hohe geistige Aufnahmefähigkeit.

Schattenseite: Geistige Abwesenheit und Zerstreutheit.

Vision und Lernaufgabe: Seinen geistigen Reichtum bündeln können. Vollkommenes Gewahrsein im jetzigen Moment.

MALLOW
Präriemalve (Sidalcea glaucescens) (KB)

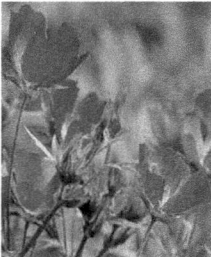

Thema: Freundschaft

Lichtseite: Ein verlässlicher Mensch sein, in nährendem, erfüllenden Austausch mit Freunden und Bekannten.

Schattenseite: Mangelndes Selbstvertrauen und Unsicherheit im Umgang mit Menschen aufgrund schlechter Erfahrungen, besonders im Freundeskreis.

Vision und Lernaufgabe: Aussöhnung mit schmerzhaften Erlebnissen mit Freunden. Mit Offenheit, Reife und Selbstbewusstsein seinen Mitmenschen begegnen und Freundschaften und soziale Kontakte aufbauen.

MANZANITA
Klebrige Bärentraube (Arctostaphylos viscida)   (KB)

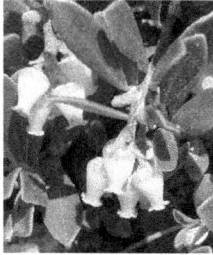

Thema: Annehmen des physischen Körpers

Lichtseite: In liebevoller Verbindung mit seinem Körper sein.

Schattenseite: Entfremdung von seinem Körper. Selbstzerstörerische Idealbilder.

Vision und Lernaufgabe: Seine Idealbilder hinter sich lassen und seinen Körper so wahrnehmen und lieben, wie er ist. Ihn als Quelle der Lust und Lebensfreude wiederentdecken. Ihn mit Liebe regelmäßig nähren und pflegen.

MARIPOSA LILY
Mormonentulpe (Calochortus leichtlinii) (KB)

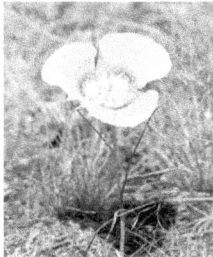

Thema: Mutter und Kind

Lichtseite: Intakte Verbindung zwischen Mutter und Kind.

Schattenseite: Mangel an Liebe, Fürsorge und Geborgenheit für seine Kinder und sein inneres Kind aufgrund schwieriger Erfahrungen mit der Mutter.

Vision und Lernaufgabe: Entwicklung seiner mütterlichen Liebe und Fürsorge für sich und sein inneres Kind. Nährende Qualitäten für seine Mitmenschen entfalten.

MILKWEED
Seidenpflanze (Asclepias cordifolia) (KB)

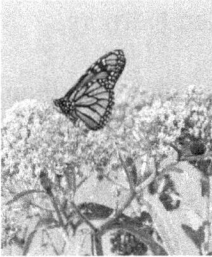

Thema: Erwachsene, vitale Ich-Kraft

Lichtseite: Selbständigkeit und Unabhängigkeit.

Schattenseite: Unfähigkeit und Schwäche, um eigenverantwortlich sein Leben zu gestalten.

Vision und Lernaufgabe: Antrieb, seine Abhängigkeitsverhältnisse zu überwinden und Eigenständigkeit zu entwickeln. Kraft, Schwung und Selbstvertrauen, um sein Leben selbstbestimmt in die Hand zu nehmen.

MIMULUS
Gefleckte Gauklerblume (Mimulus guttatus) (BB)

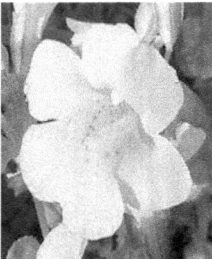

Thema: Die Welt trotz Sensibilität aushalten

Lichtseite: Bewusst gelebte und geschützte Sensibilität. Bereitschaft, endgültig in das irdische Dasein mit allem, was dazu gehört, geboren zu werden.

Schattenseite: Überempfindlichkeit, konkrete Ängste, Schüchternheit.

Vision und Lernaufgabe: Hier im Leben ankommen. Seine hohe Empfindsamkeit schätzen und nähren, ihr eine Bühne in Schutz und Geborgenheit geben und sie und sich damit stärken.

MORNING GLORY
Prunkwinde (Ipomoea purpurea) (KB)

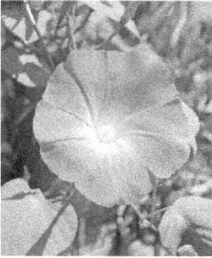

Thema: Sinn

Lichtseite: Lebensfreude. Sich in den Sinn seines Lebens eingebunden fühlen.

Schattenseite: Kein Bezug zu Sinn und Aufgabe in seinem Leben. Selbstschädigendes Verhalten.

Vision und Lernaufgabe: Wiedererwachen zu neuem Leben. Vertrauen in den Sinn seines Lebens. Seine Aufgabe in jedem Moment erkennen, auch in den einfachsten Dingen des Lebens, auch in schwierigsten Situationen.

MOUNTAIN PENNYROYAL
Indianernessel (Monardella odoratissima) (KB)

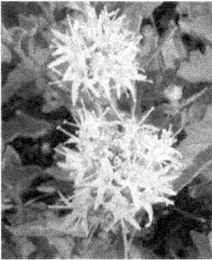

Thema: Mentale Reinigung und konstruktives Denken

Lichtseite: Geistige Offenheit.

Schattenseite: Negative Mentalprogramme. Empfänglichkeit für negative Denkweisen, die von außen kommen.

Vision und Lernaufgabe: Bewusstes Wahrnehmen und Nutzen seiner geistigen Rezeptivität für klares Denken und Entscheiden und zur Entwicklung seines geistigen Rückgrats.

MOUNTAIN PRIDE
Bartfaden - (Penstemon newberryi) (KB)

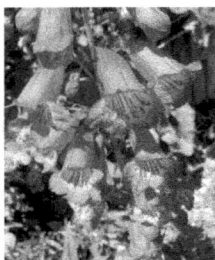

Thema: Männlichkeit

Lichtseite: Fels in der Brandung.

Schattenseite: Angst vor Herausforderungen und schwierigen Situationen

Vision und Lernaufgabe: Den ängstlichen und verkrüppelten Teil seiner männlichen Seite annehmen und lieben lernen als Ausgangspunkt für seine Wandlung. Hindernisse als Möglichkeit zu Wachstum und Reife erkennen.

MUGWORT
Beifuß (Artemisia douglasia) (KB)

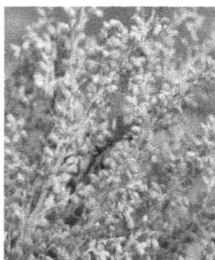

Thema: Klarheit trotz hoher emotionaler Sensibilität

Lichtseite: Offenheit für die Traumwelt.

Schattenseite: Abdriften in auflösende Gefühle. Mangel an Wahrnehmungs- und Unterscheidungskraft.

Vision und Lernaufgabe: Fähigkeit, die mit seinen Antennen für die Traum- und Anderswelt gemachten Erfahrungen im Alltag einzuordnen und dabei auf dem Boden zu bleiben.

MULLEIN
Königskerze (Verbascum thapsus) (KB)

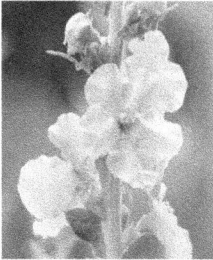

Thema: Selbstentfaltung und Aufrichtigkeit

Lichtseite: In Verbindung mit seiner Intuition. Ehrlichkeit.

Schattenseite: Kein Vertrauen in seine innere Stimme. Daher Schwierigkeiten, sein Potenzial zu erfassen und umzusetzen. Unentschlossenheit, Unehrlichkeit.

Vision und Lernaufgabe: Offenheit für die Eingebungen durch seine Seele als Basis für eine aufrechte und aufrichtige Entfaltung seiner einzigartigen Persönlichkeit.

MUSTARD
Wilder Senf (Sinapis arvensis) (BB)

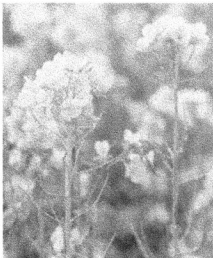

Thema: Licht in der Schwere und Dunkelheit

Lichtseite: Belebende Freude.

Schattenseite: Umgeben von einer erdrückenden Wolke von Schwermut.

Vision und Lernaufgabe: Seinen Zustand akzeptieren und sich wieder seinem inneren Licht, der Führung durch seine Seele und Intuition öffnen und anvertrauen.

N

NASTURTIUM
Kapuzinerkresse (Tropaeolum majus) (KB)

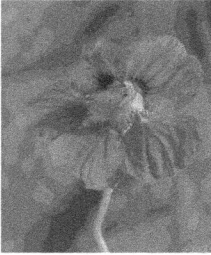

Thema: Wiedereinzug von emotionaler und körperlicher Lebendigkeit

Lichtseite: Geistige Stärke.

Schattenseite: Einseitige Betonung des Intellekts.

Vision und Lernaufgabe: Wieder Vitalität, Lust und Gefühl in sein bisher einseitiges Leben einziehen lassen.

NICOTIANA
Ziertabak (Nicotiana alata) (KB)

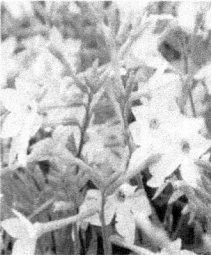

Thema: Gelebte Empfindsamkeit

Lichtseite: Seine Sensibilität auch und gerade in dieser Welt zulassen.

Schattenseite: Sich seelisch völlig zurückziehen und abtöten, da die harte, lieblose Welt nicht ertragen werden kann.

Vision und Lernaufgabe: Seine seelische Empfindsamkeit wieder spüren, durch energetischen Schutz und Meditation stärken und heilend in dieser Welt kanalisieren.

O

OAK
Eiche (Quercus robor) (BB)

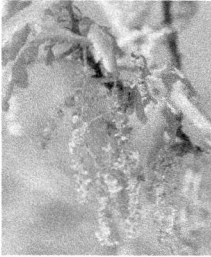

Thema: Ausdauer und Stabilität

Lichtseite: Willensstärke, Zuverlässigkeit, Pflichtbewusstsein.

Schattenseite: Dauerleistungsdruck, Überanstrengung, kämpferisches Durchhalten trotz Erschöpfung.

Vision und Lernaufgabe: Seine übermenschlichen Kräfte und seine Loyalität im gleichberechtigten Wechsel mit Ruhe und Erholungsphasen einsetzen. Work-Life-Balance.

OLIVE
Olive (Olea europaea) (BB)

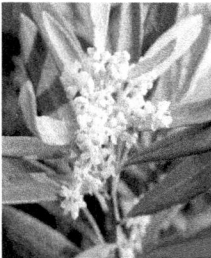

Thema: Regeneration

Lichtseite: Große Kraftreserven und hohes Leistungsvermögen.

Schattenseite: Erschöpfung auf allen Ebenen, chronische Müdigkeit.

Vision und Lernaufgabe: Sich der Führung und endlosen energetischen Versorgung durch eine höhere Kraft öffnen und sicher sein. Sein Leistungs-Ego überwinden und als geführtes, getragenes Wesen sein Leben wahrnehmen und umsetzen. Dabei im Ausgleich zwischen Kraftaufwand und Erholung sein.

OREGON GRAPE
Mahonie (Berberis aquifolium) (KB)

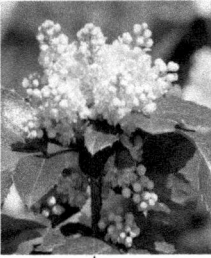

Thema: Vertrauen

Lichtseite: Vertrauen in die Gefühle und Absichten von sich selbst und damit auch von anderen.

Schattenseite: Misstrauen als Schutz vor schlechten Erfahrungen. Projektion seiner Negativität und Unehrlichkeit auf die Außenwelt.

Vision und Lernaufgabe: Ehrlichkeit zu sich selbst in Bezug auf seine Art, Mitmenschen zu begegnen. Eigene dunkle Seiten aufdecken und die Projektionen zurücknehmen. Den Zusammenhang zwischen Denkmustern, Erwartungshaltung und den darauf folgenden Erfahrungen erkennen.

P

PENSTEMON
Bartfaden (Penstemon davidsonii) (KB)

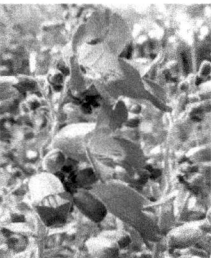

Thema: Kraft und Durchhaltevermögen

Lichtseite: Bewusst an Situationen wachsen, die einem alles abverlangen.

Schattenseite: Mangel an Selbstvertrauen, dass man in einer schwierigen Lebenslage bestehen kann.

Vision und Lernaufgabe: Situationen, die einem an seine Grenzen bringen, als Weg zu seinem wirklichen Kraftpotenzial erkennen und als solche annehmen.

PEPPERMINT
Pfefferminze (Mentha piperita) (KB)

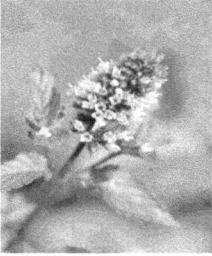

Thema: Geistige Frische

Lichtseite: Hohes geistiges Potenzial.

Schattenseite: Überlastung der Mentalebene.

Vision und Lernaufgabe: Ausgleich herstellen zwischen geistiger Betätigung und Phasen der Entspannung, in denen die anderen Persönlichkeitsanteile gelebt werden.

PINE
Schottische Kiefer (Pinus sylvestris) (BB)

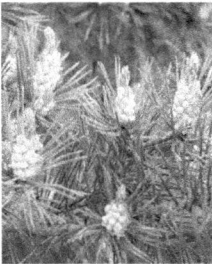

Thema: Vergebung und Demut

Lichtseite: Sein bedingungsloses Existenzrecht annehmen. Sich verzeihen können.

Schattenseite: Schuldgefühle, Selbstvorwürfe, Übergewissenhaftigkeit, übermenschliche Ansprüche.

Vision und Lernaufgabe: Sich seine Fehler und Schwächen verzeihen, seine Existenzberechtigung allein durch seine Geburt begründet sehen und annehmen, daraus echte Bescheidenheit entwickeln.

PINK MONKEYFLOWER
Rosa Gauklerblume (Mimulus lewisii) (KB)

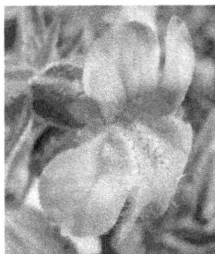

Thema: Stärke durch emotionale Offenheit und Verletzlichkeit

Lichtseite: Hohe gefühlsmäßige Empfindsamkeit.

Schattenseite: Emotionale Schamgefühle. Rückzug und Verschlossenheit aus Angst, dass seine emotionalen Verletzungen gesehen werden.

Vision und Lernaufgabe: Verletzlichkeit und emotionale Wunden vor sich selbst zugeben und annehmen als Voraussetzung für Ehrlichkeit und Offenheit gegenüber anderen.

PINK YARROW
Rosa Schafgarbe (Achillea millefolium var. Rubra) (KB)

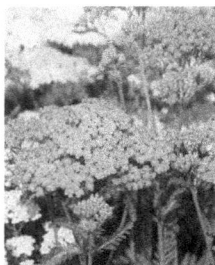

Thema: Emotionale Abgrenzungsfähigkeit

Lichtseite: Hohe Sensibilität für die gefühlsmäßigen Schwingungen im Umfeld.

Schattenseite: Übermäßige Offenheit des Emotionalkörpers, bis hin zur Selbstaufgabe.

Vision und Lernaufgabe: Bewusstheit über seine hohe Sensibilität. Sich abgrenzen können. Einen konkreten Kanal für seine Empfindsamkeit finden, echtes Mitgefühl leben.

POISON OAK
Sumach, Gifteiche (Toxicodendron diversilobum) (KB)

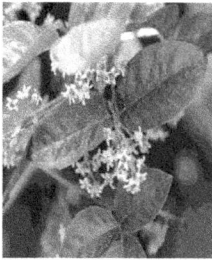

Thema: Überbetonung der männlichen Seite

Lichtseite: Durchsetzungsvermögen und Tatkraft.

Schattenseite: Seine Sensibilität oder seine Angst und Schwäche hinter der Maske einer übertriebenen Männlichkeit verstecken.

Vision und Lernaufgabe: Sich seine Sensibilität eingestehen und sie neben der männlichen Stärke zum Ausdruck bringen. Seine Ängste und Schwäche annehmen und durch das Bestehen angemessener Herausforderungen in seine Art der sensiblen, männlichen Kraft umwandeln.

POMEGRANATE
Granatapfel (Punica granatum) (KB)

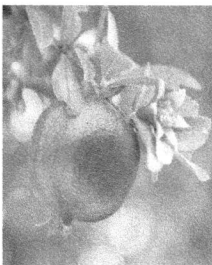

Thema: Archaische Weiblichkeit

Lichtseite: In tiefer Verbindung zu seinem Dasein als Weib im besten Sinne.

Schattenseite: Mangel an Akzeptanz seiner weiblichen Seite. Konflikt zwischen Mutterschaft und beruflichem Engagement.

Vision und Lernaufgabe: In Einheit mit seinen urweiblichen Kräften und Stärken sein Potenzial aktiv verwirklichen.

PRETTY FACE
Schöngesicht (Triteleia ixioides) (KB)

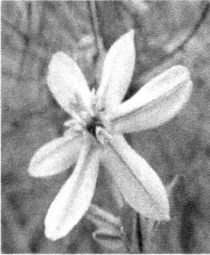

Thema: Schönheit

Lichtseite: Sich in seinem Aussehen in Liebe annehmen. Seine Schönheit in seiner gesamten Persönlichkeit sehen und entfalten.

Schattenseite: Seine Attraktivität und Zufriedenheit allein an Äußerlichkeiten festmachen.

Vision und Lernaufgabe: Eigene Maßstäbe für Attraktivität festlegen. Durch Selbstliebe und Selbstachtung und die Entwicklung der eigenen Potenziale innere Schönheit gewinnen, die auch in der entsprechenden Ausstrahlung nach außen wirkt.

PURPLE MONKEYFLOWER
Purpurne Gauklerblume (Mimulus kelloggii) (KB)

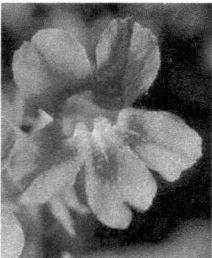

Thema: Individuelle Auswahl und Form der Religion

Lichtseite: Mut, seinen eigenen religiösen Weg zu gehen.

Schattenseite: Durch überholte religiöse Denk- und Verhaltensmuster eingeschränkt sein. Angst vor neuen, tiefgehenden spirituellen Erfahrungen

Vision und Lernaufgabe: Abschied von unstimmigen religiösen Prägungen. Seine individuelle Weise der Religiosität entwickeln und selbstbewusst leben.

Q

QUAKING GRASS
Zittergras (Briza maxima) (KB)

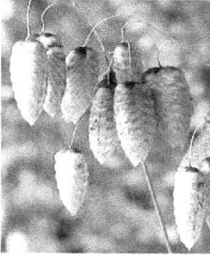

Thema: Gemeinschaftssinn

Lichtseite: Fähigkeit zur Zusammenarbeit.

Schattenseite: Überbewertung seiner Persönlichkeit. Unwille und Unfähigkeit, sich mit seinen individuellen Begabungen in einer Gruppe oder der Gesellschaft zu engagieren.

Vision und Lernaufgabe: Entwicklung von Teamgeist. Ausgleich zwischen der Entwicklung seiner Persönlichkeit und der Fähigkeit, sich in die Gemeinschaft einzubringen.

QUEEN ANNE'S LACE
Wilde Möhre (Daucus carota) (KB)

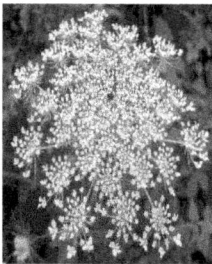

Thema: Sehen

Lichtseite: Klare Wahrnehmung seiner Intuition und Inspiration.

Schattenseite: Emotionale und sexuelle Unausgeglichenheit verhindern eine klare geistige Sicht.

Vision und Lernaufgabe: Sein Gefühlsleben klären und seine sexuelle Energie frei fließen lassen. Öffnung des Stirnchakras. Geschärfte Wahrnehmung, Abstand und Gesamtschau, Offenheit für seine Intuition.

QUINCE
Zierquitte (Chaenomeles speciosa) (KB)

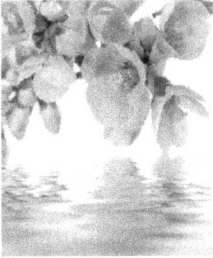

Thema: Kraft der erwachsenen Liebe

Lichtseite: Hohe Liebesfähigkeit

Schattenseite: Vorstellung, dass Liebe Schwäche und Ohnmacht bedeutet.

Vision und Lernaufgabe: Erwachsene Liebe entwickeln und aus seiner Liebesfähigkeit seine größte Stärke machen.

R

RABBITBRUSH
Hasenbürste, Hasenpinsel (Chrysothamnus nauseosus) (KB)

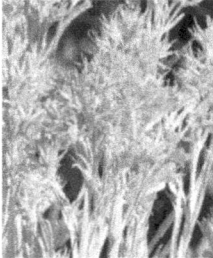

Thema: Gesamtüberblick

Lichtseite: Wahrnehmung der Einheit in der Vielheit.

Schattenseite: Sich in Einzelheiten verzetteln.

Vision und Lernaufgabe: Wahrnehmung der Details wie auch der Gesamtsituation.

RED CHESTNUT
Rote Kastanie (Aesculus carnea) (BB)

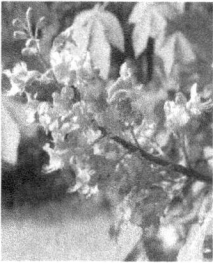

Thema: Fürsorge

Lichtseite: Eine erwachsene Verbundenheit zum anderen. Den geliebten Personen und dem Leben zutrauen, dass genau das Richtige kommt und der andere damit umgehen kann.

Schattenseite: Symbiotische Verbindung mit erdrückender Überfürsorge und negativer Erwartungshaltung. Ständige Angst um den anderen.

Vision und Lernaufgabe: Die symbiotische Nabelschnur durchtrennen, zwei eigene Persönlichkeiten zulassen und dem anderen seinen Segen mit auf den Weg geben.

RED CLOVER
Roter Klee (Trifolium pratense) (KB)

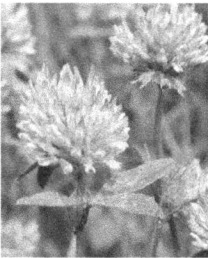

Thema: Zentriertheit in einem emotional aufgeladenen Umfeld

Lichtseite: Trotz hoher Empfänglichkeit für einzelne oder kollektive Stimmungen stabil bleiben können.

Schattenseite: Starke Beeinflussbarkeit durch emotional geprägte Außenreize.

Vision und Lernaufgabe: Die intensiven Gefühle des Umfelds wahrnehmen und dabei in seiner Mitte bleiben.

ROCK ROSE
Gelbes Sonnenröschen (Helianthemum nummularium) (BB)

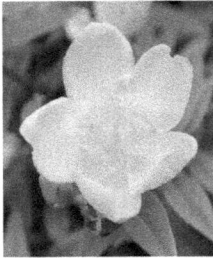

Thema: Mut und Wiedererwachen zum Leben

Lichtseite: Fähigkeit, bei Schocks und Panik wieder in Kontakt mit seiner Lebenskraft zu gelangen. Mut in schwierigsten Situationen.

Schattenseite: Gelähmt von Schock oder panischer Angst; Abtrennung von Seelenteilen aufgrund traumatischer Ereignisse oder tief sitzender Angst.

Vision und Lernaufgabe: Sich der Sonnenkraft öffnen, die den Lebensmut erweckt. Sich wieder aufrichten durch Integration verloren gegangener Seelenanteile und durch Auflösung der Starre und Lähmung.

ROCK WATER
Wasser aus heilkräftigen Quellen (BB)

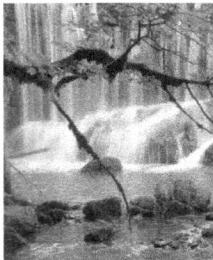

Thema: Idealismus und Flexibilität

Lichtseite: Innere Freiheit, Flexibilität und Toleranz.

Schattenseite: Krampfhafte Unterjochung seiner Vitalität unter seine Prinzipien.

Vision und Lernaufgabe: Seine Prinzipien beweglich halten und an neue Erkenntnisse anpassen. Offenheit für Inspirationen und seine innere Stimme und diese Eingebungen diszipliniert umsetzen.

ROSEMARY
Rosmarin (Rosmarinus officinalis) (KB)

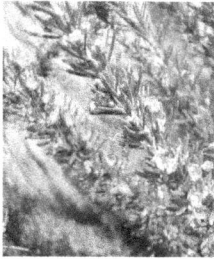

Thema: Körperliche Vitalität wiedergewinnen

Lichtseite: Mit seiner ganzen Seele in seinem Körper sein.

Schattenseite: Mangelnde Versorgung des Körpers mit Lebenskraft, da Seelenanteile nicht integriert sind.

Vision und Lernaufgabe: Die abgespaltenen Seelenanteile zurückholen, den gesamten Leib beseelen und damit vitalisieren.

S

SAGE
Salbei (Salvia officinalis) (KB)

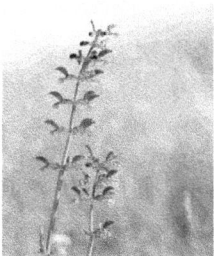

Thema: Weisheit

Lichtseite: Fähigkeit, den tieferen Sinn auch in Schicksalsschlägen und schweren Zeiten zu erkennen.

Schattenseite: Verbitterung wegen seiner unerträglichen Lebenssituation.

Vision und Lernaufgabe: Die Kraft aufbringen, in den Sinn jeder noch so schwierigen Lage zu vertrauen. Sich für Eingebungen öffnen, die diesen verständlich machen. Falls die Ereignisse nicht nachvollziehbar sind, dennoch auf ihre Richtigkeit vertrauen. Der Sinn oder die positive Seite erschließen sich oft erst später.

SAGEBRUSH
Dreizähniger Beifuß (Artemisia tridentata) (KB)

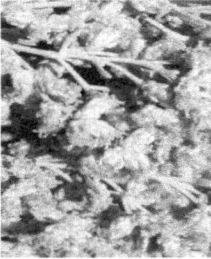

Thema: Authentische Selbstdarstellung

Lichtseite: Fähigkeit, sein überholtes Selbstverständnis loszulassen und neu zu werden.

Schattenseite: Falsches Selbstbild. Festhalten an alten Verhaltensweisen.

Vision und Lernaufgabe: Sich bewusst von den Seiten seiner Persönlichkeit verabschieden, die nicht mehr dem jetzigen Entwicklungsstand entsprechen. Sich häuten. Die Leere danach zulassen. Wiedergeboren werden.

SAGUARO
Riesensäulenkaktus (Cereus giganteus) (KB)

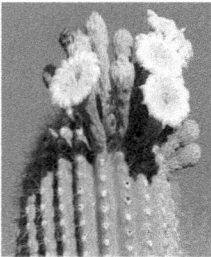

Thema: Autorität

Lichtseite: Anerkennung von höheren Instanzen und älteren Menschen. Sich in das System von Familie und Gesellschaft eingefunden haben.

Schattenseite: Erfahrung der Unterdrückung durch Autoritätspersonen. Abwendung und Selbstisolation von Familie, Kultur und Gesellschaft, von seinen Wurzeln.

Vision und Lernaufgabe: Schmerzhafte Erfahrungen mit Autoritäten verarbeiten und seinen eigenen Weg einschlagen. Seinen Platz als einzigartige Persönlichkeit in Familie und Gesellschaft einnehmen können. Respekt vor allen, die vor einem da waren.

SAINT JOHN'S WORT
Johanniskraut (Hypericum perforatum) (KB)

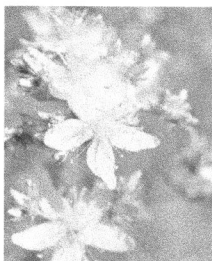

Thema: Inneres Licht

Lichtseite: Offenheit für kosmische lichte Kraft. Vertrauen in das eigene innere Licht.

Schattenseite: Überempfindlichkeit oder zu geringe Offenheit für Licht auf allen Ebenen

Vision und Lernaufgabe: Licht bewusst kanalisieren und bündeln. Sein Leben mit dieser Kraft entsprechend gestalten.

SCARLET MONKEYFLOWER
Rote Gauklerblume (Mimulus cardinalis) (KB)

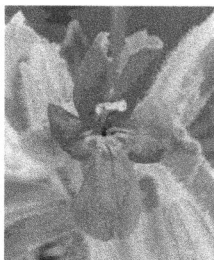

Thema: Umgang mit intensiven Gefühlen

Lichtseite: Mut zur Konfrontation mit seiner Schattenseite.

Schattenseite: Angst vor tiefsitzenden, negativen Gefühlen.

Vision und Lernaufgabe: Das Prinzip von Druck und Gegendruck verstehen. Seine angstvoll verdrängten, intensiven Gefühle als eine Basiskraft, eine Urquelle seiner gesamten Emotionalität erkennen und ihnen bewusst ein Ventil verschaffen.

SCLERANTHUS
Einjähriger Knäuel (Scleranthus annuus) (BB)

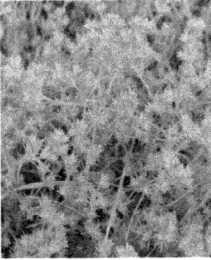

Thema: Inneres Gleichgewicht und Entschlusskraft

Lichtseite: Mit Leichtigkeit klare Entscheidungen treffen können.

Schattenseite: Sprunghaftigkeit, Wechselhaftigkeit, Unschlüssigkeit.

Vision und Lernaufgabe: In seine Mitte finden und daraus Ruhe und Entscheidungskraft schöpfen.

SCOTCH BROOM
Besenginster (Cytisus scoparius) (KB)

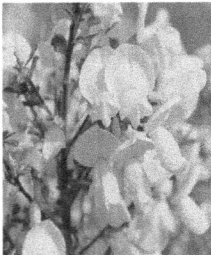

Thema: Hoffnung

Lichtseite: Auch in dunklen Lebensstunden die Hoffnung auf Besserung bewahren können.

Schattenseite: Resignation, Verzweiflung, Depression.

Vision und Lernaufgabe: In chronischen Zuständen der Resignation den Blick nach vorne wenden, sich wieder aufrichten und für Veränderung einsetzen.

SELF-HEAL
Kleine Brunelle (Prunella vulgaris) (KB)

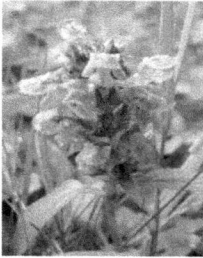

Thema: Selbstheilungskräfte

Lichtseite: In Kontakt mit seinem inneren Heiler sein und die Kräfte für seinen Anteil an Heilung mobilisieren.

Schattenseite: Suche nach Heilung allein in der Außenwelt. Kein Vertrauen in die eigene Selbstheilungskraft.

Vision und Lernaufgabe: Die Ursachen seiner Erkrankung erkennen, sie akzeptieren und die notwendigen Veränderungen einleiten. Erfassen, dass die Ursachen auch in einem überpersönlichen Rahmen zu finden sein können (systemisch, karmisch).

SHASTA DAISY
Margerite (Chrysanthemum maximum) (KB)

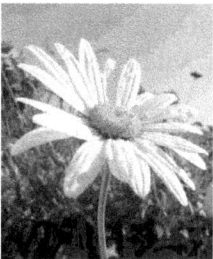

Thema: Geistige Klarheit und Überblick

Lichtseite: Fähigkeit zur Gesamtschau in einer Welt von übermäßigen Informationen und Daten.

Schattenseite: Überschwemmung mit Informationen und Ideen. Zersplitterung des Ganzen in tausend Einzelstücke. Begrenzung auf den rationellen, analytischen, zerpflückenden Geist.

Vision und Lernaufgabe: Seinem Drang nach Wissen und ständiger Analyse nachgeben und sich dabei den Bezug zum Ganzen bewahren.

SHOOTING STAR
Götterblume (Dodecatheon hendersonii) (KB)

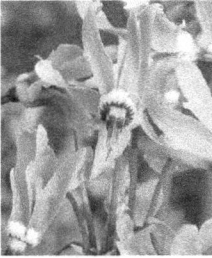

Thema: Ankommen

Lichtseite: Mit seinem ganzen Wesen hier auf der Erde sein und seiner Aufgabe nachkommen.

Schattenseite: Mangel an Erdverbundenheit. Aversion, hier anzukommen und in diesem Leben Fuß zu fassen.

Vision und Lernaufgabe: Sich vom kosmischen Bewusstsein nähren lassen und dieses mit konkreten Taten mit beiden Beinen auf dem Boden in dieser Welt ausdrücken.

SNAPDRAGON
Löwenmaul (Antirrhinum majus) (KB)

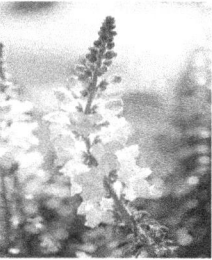

Thema: Aggression und sexueller Energiefluss

Lichtseite: Frei fließende sexuelle Energie, die den Körper und das ganze Wesen vitalisiert.

Schattenseite: Unterdrückte sexuelle Kraft, die sich vor allem in Verspannungen im Kopfbereich und in einer aggressiven Sprache Ausdruck verschafft.

Vision und Lernaufgabe: In Kontakt sein mit seiner sexuellen Kraft, sie durch den Körper leiten können und bewusst und gezielt als Vitalkraft nach seinen Wünschen einsetzen.

STAR OF BETHLEHEM
Doldiger Milchstern (Ornithogalum umbellatum) (BB)

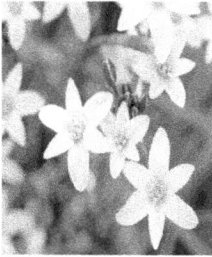

Thema: Auferstehung und neue Lebenskräfte

Lichtseite: Hohe Regenerationskraft nach Schocks. Bereitschaft, bald danach wieder aktiv am Leben teilzunehmen.

Schattenseite: Chronische innere Lähmung nach traumatischen Erfahrungen.

Vision und Lernaufgabe: Rückholung verlorener Seelenteile nach Schocks. Die Schockstarre lösen können und wollen. Wiederauferstehen zu seiner Kraft und Vitalität

STAR THISTLE
Sonnwend-Flockenblume (Centaurea solstitialis) (KB)

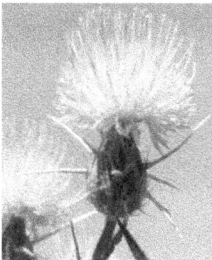

Thema: Großzügigkeit und Teilen

Lichtseite: Vertrauen in die Versorgung durch das Ganze.

Schattenseite: Sichtweise des Mangels und der Knappheit in der Existenz.

Vision und Lernaufgabe: Den Reichtum in sich und um sich herum wahr- und annehmen. Bereitschaft, zu teilen.

STAR TULIP
Katzenohr (Calochortus tolmiei) (KB)

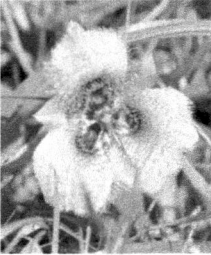

Thema: Innenwelt und Intuition

Lichtseite: Die stille Sprache der Seele verstehen.

Schattenseite: Angst, sich der weiblichen, empfänglichen Seite seines Wesens zu öffnen.

Vision und Lernaufgabe: Seine innere Stimme immer besser wahrnehmen und sein Leben danach ausrichten.

STICKY MONKEYFLOWER
Orangefarbene Gauklerblume (Mimulus aurantiacus) (KB)

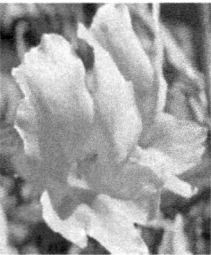

Thema: Angst in der Sexualität

Lichtseite: In tiefer, lustvoller Verbindung zu seiner sexuellen Urkraft.

Schattenseite: Angst und Unsicherheit in der Sexualität

Vision und Lernaufgabe: Mut, beim Sex die Kontrolle zu verlieren und sich dem Energiefluss hinzugeben.

SUNFLOWER
Sonnenblume (Helianthus annuus) (KB)

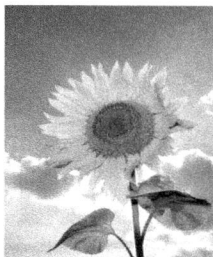

Thema: Ego-Kräfte und Persönlichkeit

Lichtseite: In Kontakt mit dem König/der Königin in sich.

Schattenseite: Probleme mit der stolzen Entwicklung seiner männlichen Seite. Hintergrund in der Kindheit und Projektionsfläche als Erwachsener ist eine gestörte Vaterbeziehung.

Vision und Lernaufgabe: In Frieden mit Kindheitserfahrungen mit dem Vater. Fähigkeit, seine Einzigartigkeit kreativ, königlich und souverän zum Ausdruck zu bringen und zu präsentieren.

SWEET CHESTNUT
Esskastanie oder Edelkastanie (Castanea sativa) (BB)

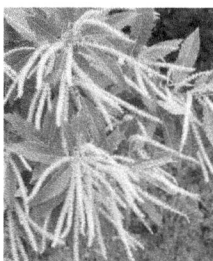

Thema: Grenzsituationen

Lichtseite: Phönix aus der Asche

Schattenseite: Völlige Verzweiflung, Ausgepumptsein, sich völlig allein und verlassen fühlen, obwohl man alles investiert hat.

Vision und Lernaufgabe: Das Alte oder die bisherige Form scheint zu Ende zu sein. Aussichtslose, verzweifelte Situationen als Basis für die Wandlung sehen, sich auch dann einer höheren Führung anvertrauen und eine neue Vision entwickeln. Die Asche zulassen und als Phönix wieder auftauchen.

SWEET PEA
Platterbse (Lathyrus latifolius) (KB)

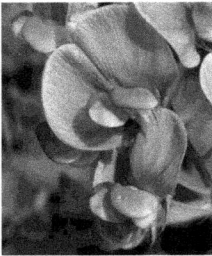

Thema: Von Heimatlosigkeit zu Gemeinschafts-
gefühl

Lichtseite: Innerlich frei und dabei eingebunden
in einen sozialen Kontext.

Schattenseite: Angst vor familiären und gesell-
schaftlichen Bindungen.

Vision und Lernaufgabe: In innerer Freiheit leben, die nicht mehr
durch ständige Ausbrüche hergestellt und bewiesen werden muss.
Fähigkeit, Freiheit und soziales Verhalten zu verbinden.

T

TANSY
Rainfarn (Tanacetum vulgare) (KB)

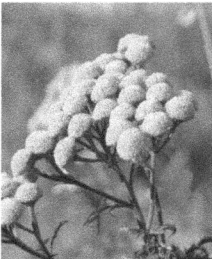

Thema: Handlungsfähigkeit

Lichtseite: Bodenständigkeit und Flexibilität.

Schattenseite: Trägheit. Abwehr gegen Veränderungen. Mangelnder Kontakt zu seiner Lebensaufgabe und der damit verbundenen Energie.

Vision und Lernaufgabe: Das einzig Sichere ist der Wandel. Sich
auf die Intensität des Lebens einlassen. Seinen Sinn erkennen und
dafür aktiv werden. Aus seiner Bodenständigkeit heraus entschlos-
sen und zielgerichtet handeln.

TIGER LILY
Tigerlilie (Lilium humboldtii) (KB)

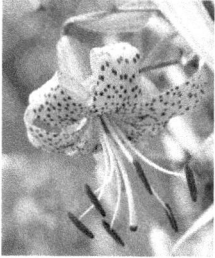

Thema: Weibliche und männliche Stärke

Lichtseite: Innere Balance zwischen männlicher Tatkraft und weiblichen Urkräften.

Schattenseite: Selbstbezogenheit. Reduktion auf die männliche Kampfgewalt.

Vision und Lernaufgabe: Gleichberechtigte Verbindung zwischen weiblichen und männlichen Stärken als Basis für konstruktives Handeln im Sinne der Gemeinschaft und einer höheren, naturorientierten Ordnung.

TRILLIUM
Dreiblattlilie (Trillium chloropelatum) (KB)

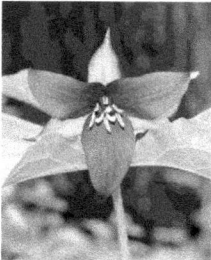

Thema: Macht und Reichtum

Lichtseite: Gesunde Beziehung zu Geld und Körper.

Schattenseite: Fixierung auf Macht, Geld und die eigenen Bedürfnisse.

Vision und Lernaufgabe: Erfolg in der materiellen Welt, der auch andere Lebensbereiche einschließt. Einsatz seiner bodenständigen Kraft über die eigenen Bedürfnisse hinaus für sein Umfeld und die Gesellschaft.

TRUMPET VINE
Trompetenblume (Campis tagliabuana) (KB)

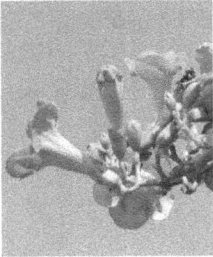

Thema: Verbaler Selbstausdruck

Lichtseite: Das ganze Wesen fließt in seine Sprache ein. Selbstbewusstsein in der Kommunikation.

Schattenseite: Ängstlichkeit und Unsicherheit im sprachlichen Ausdruck. Blockade im Hals-Zentrum.

Vision und Lernaufgabe: Öffnung des Halschakras, um sich ehrlich, echt und selbstbewusst äußern und darstellen zu können.

VERVAIN
Eisenkraut (Verbena officinalis) (BB)

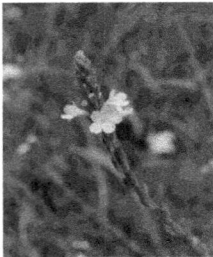

Thema: Willenskraft

Lichtseite: Hoher Energiepegel, Durchhaltevermögen.

Schattenseite: Überaktivität, Daueranspannung, Verausgabung.

Vision und Lernaufgabe: Sein hohes Kraftniveau bewusst und gezielt einsetzen. Nicht länger Opfer und ausführendes Organ, sondern Meister seiner Willenskraft werden, der bestimmt wie und wo sie in welcher Weise zum Einsatz kommt. Der erwachsene, disziplinierte Krieger.

VINE
Weinrebe (Vitis vinifera) (BB)

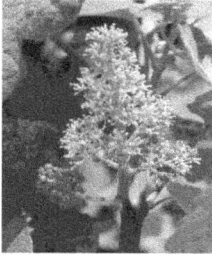

Thema: Führungskraft und Dienstbarkeit

Lichtseite: Sehr hoher Energiepegel, Führungs-qualitäten.

Schattenseite: Einsatz seiner Energie und Macht für seine egoistischen Ziele. Machtmissbrauch gegenüber anderen.

Vision und Lernaufgabe: In seiner Führungsposition in Kontakt mit seinem höheren Selbst, seiner inneren Stimme und Seele sein und daraus seine Entscheidungen treffen. Seine leitende Funktion als Dienst wahrnehmen und ausüben. Anderen helfen, zu ihrer eigenen Autorität zu werden.

VIOLET
Wohlriechendes Veilchen, Duftveilchen (Viola odorata) (KB)

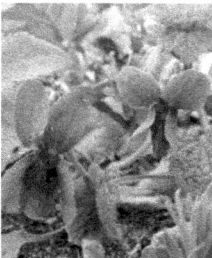

Thema: Offenheit in der Gruppe

Lichtseite: Sanftes, sensibles, rücksichtsvolles Wesen.

Schattenseite: Mangel an Selbstvertrauen, um sich in einer Gemeinschaft zu öffnen.

Vision und Lernaufgabe: Seine Empfindsamkeit als seine besondere Stärke wahrnehmen und schätzen lernen und eine geeignete Gemeinschaft finden, in der man sie einbringen und kultivieren kann.

W

WALNUT
Walnuss - (Juglans regia) (BB)

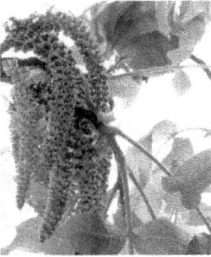

Thema: Übergang

Lichtseite: Mut zu neuen Ufern.

Schattenseite: Angst vor tiefgreifenden, irreversiblen Veränderungen.

Vision und Lernaufgabe: Sicherheiten, Gewohntes und Vertrautes hinter sich lassen und den Neubeginn wagen.

WATER VIOLET
Sumpfwasserfeder (Hottonia palustris) (BB)

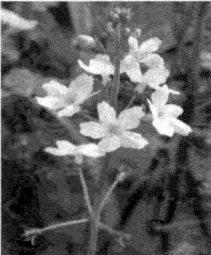

Thema: Stolz

Lichtseite: Souveränität. In Demut seine Einzigartigkeit leben.

Schattenseite: Überlegenheitsgefühle, Abgehobenheit, Selbstisolation.

Vision und Lernaufgabe: Seine königliche Seite zur Vollendung bringen, seine Einmaligkeit entfalten und damit in die Gemeinschaft gehen, soziale Kontakte knüpfen und wertschätzen. Von seiner Reserviertheit, seinem Stolz und seinem hohen Ross herunterkommen und sich einbringen.

WHITE CHESTNUT
Weiße Kastanie (Aesculus hippocastanum) (BB)

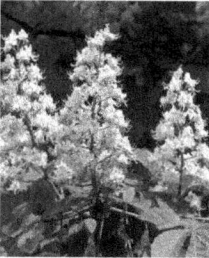

Thema: Geistige Ruhe

Lichtseite: Geistige Ausgeglichenheit und Klarheit. Kreativer, bewusster Einsatz seiner starken geistigen Kräfte.

Schattenseite: Überaktiver Geist, Gedankenkarussell, mentale Dauerspannung, Kopflastigkeit.

Vision und Lernaufgabe: Disziplinieren seines dauerhaft angespannten, überladenen Geistes durch bewusstes Zulassen geistiger Stille, aus der heraus konstruktiv mit seinem hohen mentalen Potenzial umgegangen werden kann.

WILD OAT
Waldtrespe, Hafergras (Bromus ramosus) (BB)

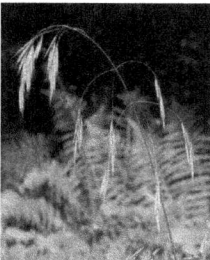

Thema: Lebensaufgabe

Lichtseite: Viele Ideen, Fähigkeiten und Begabungen. Multi-tasking-Spezialist.

Schattenseite: Zerrissenheit zwischen verschiedenen Möglichkeiten, Unzufriedenheit, „Bindungsängste" bzgl. seines beruflichen und sozialen Engagements.

Vision und Lernaufgabe: Seine diversen Potenziale erkennen, umsetzen und einer klaren inneren Führung unterstellen. Sich einlassen und dennoch seine Vielseitigkeit und Freiräume bewahren.

WILD ROSE
Heckenrose (Rosa canina) (BB)

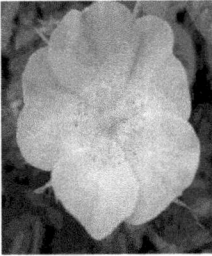

Thema: Lebensmut und Lebensfreude

Lichtseite: Sich ein angenehmes Leben zugestehen und es auch annehmen. Hingabe an das Leben mit allem, was dazugehört.

Schattenseite: Selbstaufgabe, Passivität, Apathie, dumpfe Gleichgültigkeit.

Vision und Lernaufgabe: In seiner Kraft und Vitalität sein und das Interesse an der Vielgestaltigkeit des Lebens auch in dunklen Lebensphasen bewahren oder immer wieder herstellen können. Hier und jetzt leben.

WILLOW
Gelbe Weide (Salix vitellina) (BB)

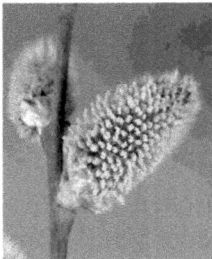

Thema: Erwachen aus dem Opferdasein und erwachsen werden

Lichtseite: Sich durch Selbstverantwortung und positive Erwartungshaltung aus schwierigen Situationen heraushelfen können.

Schattenseite: Sich als Opfer des bösen Schicksals betrachten, tiefen Groll hegen und verbittert sein.

Vision und Lernaufgabe: Sich von seiner negativen Grundhaltung verabschieden und sich von den Gefühlen dazu reinigen. Den Zusammenhang zwischen seinen Gedanken, seiner Brille, durch die man das Leben wahrnimmt, und dem, was man dadurch magnetisch anzieht, erkennen.

Y

YARROW
Schafgarbe (Achillea millefolium) (KB)

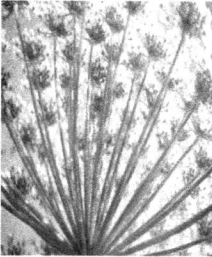

Thema: Stärkung der Aura

Lichtseite: Hohe Sensibilität. Antennen für fein-stoffliche Energien.

Schattenseite: Aufnahmebereitschaft vor allem für negative Schwingungen.

Vision und Lernaufgabe: Seine besonderen Begabungen im energetischen Bereich bewusst kanalisieren. Sich durch feinstoffliche Methoden und Meditation stärken.

YARROW ENVIRONMENTAL SOLUTION YES
Schafgarben-Umwelt-Mischung
Yarrow Special Formula (KB)

Eine Blütenmischung aus Yarrow (Schafgarbe), Arnica und Echinacea auf der Basis von Meersalzwasser.

Einsatz bei geopathischer Belastung, Elektrosmog, radioaktiver Strahlung, Luftverschmutzung.

YELLOW STAR TULIP
Gelbe Mormonenblume (Calochortus monophyllus) (KB)

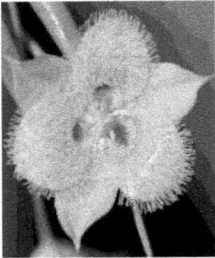

Thema: Einfühlungsvermögen und freier Fluss der Liebe

Lichtseite: Hohe Sensibilität für andere, die aktiv in zwischenmenschlichen Beziehungen gelebt wird.

Schattenseite: Kein Empfindungsvermögen für sein Umfeld. Die Gefühllosigkeit sich selbst gegenüber spiegelt sich im harten Umgang mit seinen Mitmenschen.

Vision und Lernaufgabe: Seine Sensibilität gegenüber der Außenwelt zulassen und einen mitfühlenden, strahlenden Umgang mit seinen Mitmenschen pflegen.

YERBA SANTA
Bergbalsam, Heiliges Kraut (Eriodictyon californicum) (KB)

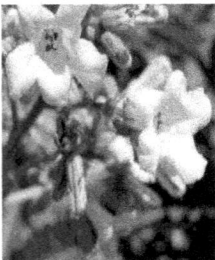

Thema: Balsam für die Seele

Lichtseite: Verarbeitung von tiefer Trauer und Seelenschmerz.

Schattenseite: Festhalten an schmerzhaften emotionalen Erfahrungen. Verschlossenes Herz. Emotionale Melancholie.

Vision und Lernaufgabe: In Frieden mit seinen gefühlsmäßigen Verletzungen kommen. Öffnung des Brust- und Herzraums.

Z

ZINNIA
Zinnie (Zinnia elegans) (KB)

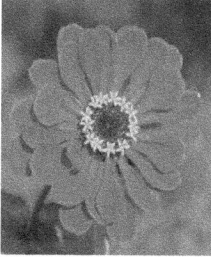

Thema: Kindliches Wesen

Lichtseite: Spaß und Spiel im Leben genießen.

Schattenseite: Frühe Übernahme von Verantwortung und Verpflichtungen im Kindesalter.

Vision und Lernaufgabe: Sein inneres Kind regelmäßig besuchen und zu Wort kommen lassen. Ihm Raum und
Bewegungsmöglichkeiten schaffen. Ein Gleichgewicht herstellen
zwischen Pflichtbewusstsein und Kindlichkeit.

LITERATURHINWEISE / BASISLITERATUR / FOTOS

Mechthild Scheffer: Bach-Blütentherapie, Theorie und Praxis, Heinrich Hugendubel Verlag, München

Mechthild Scheffer, Wolf-Dieter Storl: Die Seelenpflanzen des Edward Bach, Heinrich Hugendubel Verlag Kreuzlingen/München

Beate Helm, Kalifornische Blüten und Bewusstseinsarbeit, Satya-Verlag

Beate Helm, Bach-Blüten und Bewusstseinsarbeit, Satya-Verlag

Renate Sperling: Vom Wesen der Edelsteine, Aquamarin Verlag, Grafing

Susanne Fischer-Rizzi: Himmlische Düfte, Heinrich Hugendubel Verlag, München

Robert B. Tisserand: Aroma-Therapie, Herrmann Bauer Verlag, Freiburg

Irene Dalichow, Mike Booth: Aura-Soma Farbe, Pflanzen- und Edelsteinenergie, Droemer Knaur Verlag, 2000

Anita Bind-Klinger: Die Aura-Soma-Meisteressenzen, Aquamarin Verlag, Grafing

Nicola Waddington: Aura-Soma, Goldmann Verlag, München

Alexander Lowen: Bioenergetik für jeden

Die große Enzyklopädie der Heilpflanzen, Neuer Kaiser Verlag

Wolfgang Mettler: Darmnosoden (Vita von Bach), Müller & Steinicke Verlag

Shalila Sharamon, Bodo J. Baginski: Das Chakra-Handbuch,

Knaur Verlag München

Saraswati/Bodhi Avinasha: Juwel im Lotos, Tantrischer Kriya-Yoga, Hermann Bauer Verlag, Freiburg

Sogyal Rinpoche: Das tibetische Buch vom Leben und Sterben, O.W. Barth Verlag, München

Paul Reps (Hrsg.): Ohne Worte – Ohne Schweigen, O.W. Barth Verlag, München

Willigis Jäger: Kontemplation, Otto Müller Verlag, Salzburg

Tao-Yoga: männlicher Weg: Mantak Chia: Tao-Yoga, Tao Yoga der heilenden Liebe, Ansata Verlag, TB Heyne Verlag.

Weiblicher Weg: Maitreyi Piontek: Das Tao der weiblichen Sexualität, Heyne Verlag, München

Mantak Chia: Tao Yoga des Heilens (u.a. Die 6 Heilende Laute), Ansata Verlag, CH-Interlaken, TB Heyne Verlag

Zulma Reyo: Innere Alchemie, Hermann Bauer Verlag, Freiburg

Felicitas Goodmann: Wo die Geister auf den Winden reiten, Hermann Bauer Verlag, Freiburg

Michael Harner: Der Weg des Schamanen, Heinrich Hugendubel Verlag, München

Sandra Ingermann: Auf der Suche nach der verlorenen Seele, Ariston Verlag, Kreuzlingen

Peter Orban: Die Kraft, die aus der Herkunft stammt, Kösel Verlag, München

Peter Orban: Die Kraft, die in der Liebe wirkt, Kösel Verlag, München

Bücher zur systemischen Wahrnehmung und Therapie, die es ansonsten auf dem Markt gibt, besonders aus dem Verlag Carl-Auer-Systeme

Beziehungen:

Die Bücher von Wilfried Nelles

Michael Lukas Moeller: Die Wahrheit beginnt zu zweit, Rowohlt Taschenbuch Verlag, Reinbek

Ulrich Clement: Systemische Sexualtherapie, Klett Cotta Verlag, Stuttgart

Julia Cameron: Der Weg des Künstlers, Knaur Verlag, München

Marshall B. Rosenberg: Gewaltfreie Kommunikation, Junfermann Verlag, Paderborn

FOTOS

DIE FOTOS DER BACH-BLÜTEN

Folgende Bilder wurden mir freundlicherweise überlassen. Vielen Dank!

Agrimony: Marita Zadra, Hamburg
Aspen: Werner Voigt, Neuenhagen, www.bilder-der natur.de
Beech: Ronald Nickel, www.wald-laeufer.de
Cerato: Baumschule Eggert, Vaale

Bei Fotolia.de wurden folgende Bücher käuflich erworben:

Centaury: hochstampfer / Cherry Plum: Oxa
Chestnut Bud: Peter Eggermann / Chicory: dwags
Clematis: d-jukic / Crab Apple: PJJ
Gentian: LianeM / Gorse: emer

Heather: Sylwia Schreck / Holly: 7monarda
Honeysuckle: vera-g / Impatiens: romy mitterlechner
Larch: Maslov Dmitry / Mustard: SANDIWORKS
Oak: dabjola / Olive: Christian JACQUET
Pine: Janis Smits / Red Chestnut: Andrei Mikitenko
Rock Rose: louizaphoto / Rock Water: Bernd S.
Star of Bethlehem: Sulabaja / Sweet Chestnut: Rüdiger Jahnke
Vine: digi_dresden / Walnut: Maria Brzostowska
White Chestnut: AGPhotographer / Wild Rose: Jane
Willow: emer

Die folgenden Bilder sind von Wikipedia

Vervain
„Verbena officinalis 002" von H. Zell - Eigenes Werk. Lizenziert unter CC
BY-SA 3.0 über Wikimedia Commons -
http://commons.wikimedia.org/wiki/File:Verbena_officinalis_002.JPG#medi
aviewer/File:Verbena_officinalis_002.JPG

Water Violet
„HottoniaPalustrisInflorescence" von Christian Fischer. Lizenziert unter CC
BY-SA 3.0 über Wikimedia Commons -
http://commons.wikimedia.org/wiki/File:HottoniaPalustrisInflorescence.jpg#
mediaviewer/File:HottoniaPalustrisInflorescence.jpg

Wild Oat
Leo Michels (Own work, www.imagines-plantarum.de) [CC0], via Wikimedia Commons

Scleranthus: Leo Michels, public domain-Bild

DIE FOTOS DER KALIFORNISCHEN BLÜTEN

Die folgenden Blütenbilder sind bei www.fotolia.com käuflich erworben.
Die Fotos von Alpine Lily, California Pitcher Plant, Chaparral, Golden Ear
Drops, Pretty Face und Yellow Star Tulip sind von wikipedia, Lizenznamen
siehe am Ende der Liste. Die übrigen Fotos sind aus dem Repertoire der Au-
torin.

Aloe vera: Charlie Hambsch / Alpine Lily: somioteshi
Angel's Trumpet: Christian Pedant / Arnica: arenysam

Basil: Andrea lzzotti / Blackberry: LianeM
Bleeding Heart: Anette Linnea Rasmus / Borage: Michael Klug
Buttercup: Jürgen Mayer / Calendula: bigemrg
California Poppy: LianeM / California Wild Rose: Jane
Calla Lily: Michaela Müller / Chamomile: Christian Pedant
Chrysanthemum: evgenyb / Corn: ingwio
Cosmos: stoonn / Dandelion: ExQuisine
Dill: Luchezar / Dogwood: fstockfoto
Easter Lily: Natalia Bratslavsky / Echinacea: OutdoorPhoto
Evening Primrose: Bullysoft / Forget-me-not: Junebreath
Fuchsia: isuaneye / Garlic: kazio76
Hibiscus: cyril magnin / Hound's Tongue: South12th
Indian Paintbrush: epic / Iris: Milù
Lady's Slipper: Willi Hofer / Larkspur: Torsten Dietrich
Lavender: Udo Kroener / Lotus: Uhland
Love-Lies-Bleeding: Nikola Hahn / Mariposa Lily: westernphotographs
Milkweed: Mark Herreid / Morning Glory: Fotolyse
Mountain Pride: Kim Blackmore / Mugwort: petrabarz
Mullein: Eva Gruendemann / Nasturtium: Pixelmixel
Nicotiana: Makuba / Oregon Grape: loflo
Peppermint: Andreja Donko / Pink Yarrow: volff
Queen Anne's Lace: knirzporz / Quince: Anna Khomulo
Red Clover: Axel Gutjahr / Rosemary: lfstewart
Sage: gfcabral / Saguaro: Bill Florence
Saint John's Wort: photocrew / Scotch Broom: LianeM
Shasta Daisy: Marina Lohrbach / Snapdragon: Jose Gil
Sunflower: avarooa / Tansy: Eve
Tiger Lily: Birute Vijeikiene / Trillium: Chris Hill
Trumpet Vine: Charlotte Erpenbeck / Yarrow: miket / Zinnia: Pixelmixel

Alpine Lily
„Lilium parvum 1" von John Loganecker - first published at [1]. Lizenziert
unter Gemeinfrei über Wikimedia Commons -
http://commons.wikimedia.org/wiki/File:Lilium_parvum_1.jpg#mediaviewe
r/File:Lilium_parvum_1.jpg

California Pitcher Plant:
„DarlingtoniaCalifornicaFlora3". Lizenziert unter CC BY-SA 3.0 über Wikimedia Commons - von Denis Barthel (Eigenes Werk) [GFDL
(http://www.gnu.org/copyleft/fdl.html
http://commons.wikimedia.org/wiki/File:DarlingtoniaCalifornicaFlora3.jpg#
mediaviewer/File:DarlingtoniaCalifornicaFlora3.jpg

ÜBER DIE AUTORIN

Beate Helm ist Heilpraktikerin und hat über 30 Jahre Erfahrung mit psychologischer Astrologie, feinstofflichen Heilweisen, künstlerischem Ausdruck und Meditation. Sie ist Pionierin in der Arbeit mit kalifornischen Blütenessenzen im deutschsprachigen Raum und hat sich genauso intensiv mit den Bach-Blüten beschäftigt und sie in ihrer Praxis eingesetzt. Außerdem hat sie die ersten Blütenkarten zum Austesten entwickelt. Ihr Schwerpunkt liegt heute darin, ihre reiche Erfahrung in Büchern so vielen Menschen wie möglich zur Verfügung zu stellen.

Weitere Publikationen im Satya-Verlag: Kalifornische Blüten und Bewusstseinsarbeit * Bach-Blüten und kalifornische Blüten von A-Z – Kompendium * Das Mädchen Namenlos – Ein spirituelles Märchen * Psychologische Astrologie – Ausbildung in 18 Bänden * Astrotherapie * Das Weib im Horoskop: Lilith und die Asteroiden * Astrologie und Meditation * Horoskope deuten * Was Sie schon immer über Astrologie wissen wollten.

Weitere Infos: www.satya-verlag.de

www.ingramcontent.com/pod-product-compliance
Lightning Source LLC
Chambersburg PA
CBHW070218300326
41934CB00036BA/3185